こころの科学叢書

非行・犯罪の心理臨床

藤岡淳子

JN155566

日本評論社

非行・犯罪の心理臨床　目次

第1部　性非行の理解と治療教育　1

第1部　性非行の理解と治療教育

1

「触りたい、のぞきたい」と思ってしまうあなたへ

性的欲求や性行為はいけないことなの?

性的欲求を強く感じているあなた、おめでとうございます。あなたは健康な思春期にあります。健康であればお腹が空くように、思春期になれば、性的欲求が高まることは生物として自然なことです。とはいえ、無茶食いをしすぎれば肥満になって健康を損なうし、誰彼かまわず触ったり、裸をのぞいたりすれば、厄介なことになります。

小さい頃から、食事の仕方(食欲の満たし方)については、親を始めとする大人たちからしつけを受けます。生まれて間もなくは、夜中でもお腹が空いて泣けばおっぱいをもらえるでしょうが、そのうち食事は一日三回、一定の時間帯にとらされるようになります。箸やお茶碗の持ち方を教えられ、

食事中に遊んだり、肘をついてはいけないことも学びます。社会のなかで欲求を満たすには、一定のルールやマナーに従うことが求められるわけです。

ところが、性行動については、なぜか親や大人のしつけがなされにくいことがあるようです。性的欲求も食欲と同じくらい生きていくのに重要な欲求なのに、なかなか親や大人にとっては話しにくい、あるいは話したくないことであるのかもしれません。

家庭や学校で「性教育」をしようとすると、「寝た子を起こすな」という反対意見が出されることもしばしばです。つまり、この子たちはまだ子どもで性的欲求など問題にならないので、教えることでかえって関心を強めさせて、性的問題行動に走らせてしまうという考え方です。

残念ながら（?）、人によって早い遅いはありますが、小学校の高学年になる頃には、少女たちは初潮を迎え、彼女たちの性の初体験は、中学生で九・八％、高校生で二六％、一〇代で七〇％となっています。[2]男の子たちは、もう少し奥手なのでしょうか。少し古いデータですが、二〇〇二年の木原・木原の報告[1]によれば、調査時一八～二四歳の人たちの一〇代での性の体験率は、男性七一・八％、女性で七二・七％となっていますから、そんなに男女で差があるわけではないようです。ところが、調査時に五五歳以上の人たちでは、一〇代で性の体験をしたのは、男性で二六・四％、女性で一〇・一％となっています。つまり、現代に比べて一〇代での性の体験率がずっと低く、かつ男女差があったということですね。

大人たちが「まだ寝ている」と思っているのは、自分たちの体験に基づいているのかもしれませんが、時代は変わっているようです。性に関する価値観や態度は、時代や文化の影響を強く受けます。

現代でもイスラム圏などでは、欧米や日本の文化とは異なる、性に対してのより厳しい規範があることは知っていますよね。

若者たちはもう起きているのに、「寝た子を起こすな」というのは、一部の大人たちの単なる願望にすぎません。大人たちは、子どもたちをできるだけ子どもの状態にとどめておきたいのでしょうか。それとも「性」は何かよくないことで、あること自体を認めたり、ましてやそれを話題にしたりすることはできるだけ避けたいということなのでしょうか。

その結果、子どもや若者たちが性に関する情報を得るのは、友達からや、雑誌や本や漫画、DVDや映画やインターネットといったマスメディアからであることが多くなります。残念なことに、そうした情報は往々にして現実ではないものであることもしばしばです。

みなさんのなかには、強く感じられる性的欲求や衝動をもてあまし、あるいは誰かに触るとか、裸をのぞくとかは「いけない」と思うから、あるいは見つかったら大変なことになるとわかっているから、性的欲求や衝動をなくそうとか減らそうとか努力をしている方もいらっしゃるかもしれません。しかし、性的欲求は悪いことではなく、なくしたほうがよいものでもありません。また健康である限り、なくなるものでもありません。大切なことは、欲求をなくすことではなく、社会のなかで認められる方法で欲求を充足させることや、相手がいる場合は、相手も自分も満足できるような関係性をもてるようになることです。

自分の欲求を一方的に満たそうとして、相手の欲求や感情には目もくれなかったり、自分の欲求だけを優先させたりすることは、一時的には満足を得るかもしれませんが、長い目で見ると結局は自分の益にもならないかもしれません。つまり、「モテない」とか、もっと極端に言えば社会的制裁を受けるということです。欲しいからといって、人の物をとれば罰を受ける可能性があるように、触りたいとかのぞきたいからといって、相手の同意もなしに触ったりのぞいたりすれば、それは相手の性的自由や権利を侵害することになるのです。

実際、あなたには、性的欲求だけではなく、親密になりたいとか、人気者になりたいとか、勉強やスポーツや音楽や何かで成果をあげたいとか、さまざまな欲求がありますよね？　たった一つの欲求を今すぐに自己中心的に充足させようと行動化してしまうと、その他の欲求充足からはかえって遠ざかってしまうという結果になります。さまざまな欲求や衝動を自分で制御して、社会で認められる方法で充足していく力を身につけることは、思春期の大きな課題です。性的欲求や衝動もそのうちの一つなのです。

「言い訳」をするとき

そうはいっても、自分の気持ちもよくわからないのに、ましてや他人あるいは異性の気持ちなんてよくわからない！　ということもあるかもしれません。

「いやよいやよも好きのうち」なんて言いますよね。本当のところはどうなんでしょう？　まあ、そういうこともありうるかもしれませんね。特に二人が中学生くらいとかの微妙なお年頃で、男の子のほうも女の子のほうも、異性と交際するという新しい体験に戸惑ったり、逆に激しく心ひかれている場合なんかはそうかもしれません。男の子が好きな女の子をいじめたり、女の子が好きな男の子にかえってそっけなくしたり、なんてことはありうることです。

ただ、気をつけなくてはならないのは、自分の欲求にとらわれている人は、相手の言動を自分に都合のいいように「見誤る」傾向があるということです。また、「NO」を「YES」に変えさせるべく、知らず知らずに都合のいい圧力をかけることもあるかもしれません。例えば、中学生の男の子が、同学年の彼女とセックスしたくて、彼女のほうはまだそんな気は本当はないのだけれど、彼があまりにやりたがるので、彼女は、「彼のこと好きだし、いずれセックスは体験するものだし、彼が喜ぶならいいか」と思って「同意」するかもしれません。

この場合、彼女が「YES」と言ったとしても、ここには「圧力」がかかっています。つまり、彼女が「NO」と言うのに罪悪感をもつ、するよりしないほうがさらに悪い結果をもたらす（彼が怒るとか彼にフラれるとか）といったことから「YES」と言っているだけで、真の同意とは異なります。あなたも親や先生に圧力をかけられて本当はそうしたいとは思っていないのに、「はい」と言ったこと、ありませんか。そういうはめに陥らせたその先生や親のことを「好き」と感じましたか。とても「自由」を侵害された、いやな感じがしませんでしたか。

「NOはNO」と考えたほうがいいと思います。自分も相手も本当の気持ちや考えを伝え合うことができる関係になると、きっと満足感が高くなりますよ。

みなさんは、何が悪いか、あるいは見つかれば処罰される危険性があるかはちゃんとわかっているので、ほとんどの場合、自己中心的な性衝動を行動化することはありません。でも、なかにはやってしまう人、やってしまいたくなるとき、というのがないわけではありません。そういうとき、案外重要な役割を果たしているのが、自分への「言い訳」です。「盗撮したり、下着を盗っても、直接触れるわけじゃないし、怪我させてるわけじゃない。たいしたことない」「ちょっと触るくらいならいいじゃないか。減るもんじゃないし」なんてことです。これも「自分の都合のいいように考える」の一つかもしれません。

被害者は、加害者が次に何をやろうとしているのかわからないので、「殺されるかも」という死の恐怖さえ感じることが珍しくありません。例えば、ベランダに干してあった下着を盗られたら、加害者は少なくともベランダまで侵入できたわけですし、次には部屋に侵入することを狙っているかもしれません。実際、「少しくらい」から始まって、見つからなければエスカレートすることもよくあります。強姦犯には、より幼い頃に、下着泥棒や痴漢、のぞき、露出といった経験があることがそれほど珍しいことではありません。「小さな」ことでも、最初の一歩を踏み出すと、嘘や隠し事が多くなります。「嘘つきは泥棒の始まり」とはよく言ったもので、嘘は、泥棒のみならず、さまざまな犯罪行為を育てる肥沃な土壌となります。初めの一歩を踏み出さないこと、踏み出してしまったらすぐに引き返すことが賢明です。

男性のなかには、「僕は性欲が強すぎて、我慢できない。射精しないと死んでしまう」くらいのことを言う人がいます。本当でしょうか。まあ、セックスできないからといって亡くなった人はいないわけで、それは「僕は我慢したくない。あなたが僕の欲求を受け入れるべきだ」という意味にすぎないと思われます。先にも述べましたが、欲求を自己制御することは、成人として責任ある生活を送っていくうえで必須のことです。それが「できない」ということは、自ら自分は「大人ではない」と宣言しているのと等しいかもしれません。

よりよい人生を手に入れるには

頭の中に「性欲」や「性的関心」があるのはＯＫです。問題は、頭の中に「性欲」しかなくなって、他にあってほしいほしいたくさんのこと、例えば、友達のこと、勉強のこと、スポーツのこと、クラブ活動のこと、家族のこと等々といったことがほとんど締め出されてしまうことです。もし、頭の中がセックスのことだけでいっぱいだったり、自分の欲求を押し通すための言い訳や嘘・隠し事に気づいたり、あるいは自分では気づかなくとも身近な誰かが気づいて、親切にも指摘してくれたりしたら、自分に問いかけてみましょう。本当に自分が欲しいものは何なのだろう、と。

一般的に多くの人々が人生の目標としているものには、以下のような目標があげられるでしょう(3)。

①生きること：健康的に暮らすために、身体を動かしたり、きちんとした食生活をしたり、自分の健康を気遣うこと。
②学ぶこと・知ること：勉強したり、本を読んだり、いろいろな情報を集めたりすること。
③仕事と遊びに熟達すること：スポーツや趣味に熟達したり、仕事ができるようになること。
④自己選択と自立：自分らしい方法で人生を送れるようになること。自己主張したり、目標を達成するための計画を立てたりすること。

⑤心の平安：穏やかで、リラックスした、平安な生活を大切にすること。
⑥人間関係と友情：家族や友人、交際相手と一緒にすごしたり、関係を大切にすること。
⑦集団に属すること：クラブに入ったり、ボランティア活動をしたり、近所付き合いをしたり、何かのグループの一員となること。
⑧精神性：人生の意味や目的について考えたり、宗教活動などでそれを探すこと。
⑨幸福感：満足を得たり、幸せになること、喜びを感じること。
⑩創造性：新たなことに挑戦したり、創造的な活動をすること。

人によって優先順位は異なるかもしれませんが、どれか一つだけというより、どれも大切な価値、生きる意味であり、欲しいものかもしれません。頭の中が性欲だけでいっぱいになっているときは、もしかするとこれらの「本当に欲しいもの」がどうしたって手に入らないような気持ちになっているときかもしれません。

あと、過剰な性的刺激にさらされていませんか。性的欲求が高まるのはOKですし、マスターベーションもOKですが、それで例えばアダルトサイトやH漫画を見て、マスターベーションをしすぎるとか、そのことばかり考えるということになっている場合は、要注意だと思います。

欲望というものは、追求すればするほど増大するという厄介な面があります。例えば、お金は必要ですし、大切ですし、欲しいのも普通ですが、手に入れれば入れるほど、もっともっとと欲しくなって、他の大切なことを放り出して、「金の亡者」になっていったら、ちょっとおかしいと思いませんか。そういうときは、「人間は信じられない。信じられるのはお金だけ」という状態に陥っていることもあるでしょう。

実は性的欲求もそういう面があるようです。一人でいるときに、自分でするのはＯＫです。が、無理やり触ったり、密かにのぞいたり、他の性的自由を侵害するような性的刺激でマスターベーションをして興奮するのは、やめたほうがいいですよ。性的な欲求と攻撃的な欲求とのよくない結びつきができてしまう危険性が高まります。

別に想像するだけなら問題ない、ポルノを規制するのは表現の自由の侵害だ、暴力的な性刺激を求めるからといって実行しなければ問題ない、と論ずる人たちがいます。たしかに想像することと実行することは異なります。ほとんどの人は、想像にとどまり実行しないでしょう。ただし、なかには実行したい欲求が高まり、実行してしまう人がいます。そうした人たちは、ポルノで過剰な性刺激（多くは攻撃的なもの）を求めてマスターベーションすることに慎重である必要があります。一般の人にとっては、百薬の長である一杯のビールが、アルコール依存症の人にとっては、連続飲酒の引き金となるように、一般の人にとっては何でもないポルノが、性にはまっている人にとっては、さらなる泥沼への一歩であることはよくあることだということに気をつけてください。

アルコール依存症の人はのどが渇いたから酒を飲むのではありません。みじめな気持ちを忘れたいとか、人と気軽に話したいとか、自分がたくさん飲めるところを見せたいとか、いろいろな欲求で飲酒します。同様に、一見性的欲求に見えるものが、実際には他の欲求――支配欲求や優越欲求、接触欲求や依存欲求――と結びついているかもしれません。自分が本当に欲しいものは何であるのか、それは性行為によって手に入れられるものなのか、それとも一時的には入手できたような気になっても実際にはかえって実現から遠ざかってしまうものなのか、自分の人生ですので、よく考えてみてください。

外からみると同じようにみえるのに、実際に体験している人の体験はまったく別ものということがありえます。同じ「話し合い」でも、どちらが正しいかを示すために議論しているのと、協力してより創造的なアイデアを出すために対話しているのとでは、結構違いますよね？　性行為も似たようなところがあるかもしれません。お互いに心底からの合意のうえで、二人ともが親密さや快感を体験しているものと、どちらか一方だけが自分の欲求を満たしているのとでは、その体験の中身は実は大きく異なります。

〔文　献〕

（1）木原正博、木原雅子「一〇代の性行動の時代的変化」『平成一三年度厚生労働省ＨＩＶ感染症の動向と予防介入に関する疫学研究班報告書』厚生労働省、二〇〇二年

（2）野坂祐子、吉田博美、笹川真紀子他「高校生の性暴力被害と精神健康との関連」『トラウマティック・ストレス』三巻、六七―七五頁、二〇〇五年

（3）Yates, P.M., Prescott, D.: *Building a better life: a good lives and self-regulation workbook*. Safer Society, 2011.（藤岡淳子監訳『グッドライフ・モデル―性犯罪からの立ち直りとより良い人生のためのワークブック』誠信書房、二〇一三年）

2

「性非行」に対応する大人たちに知っておいてほしいこと

子どもたち（おおむね一二歳未満の小学生）や思春期の少年少女（おおむね一二〜一八歳の中高生）を保護し、教育する立場にある親や教師などにとって、彼らの性行動は扱いにくいものである。小学生であれば、「まだ子ども」と思いたいし、中高生であれば「まだ早い」と思うが、少年少女たちは大人の言うことなど聞きはしない。

筆者は、中高生年齢の少年少女の性非行および成人男性の性犯罪者たちの治療教育を専門としている。本章では、その経験を踏まえて、ジョンソンの *Helping children with sexual behavior problems: a guidebook for professionals and caregivers*（性問題行動のある子どもたちの支援：教育者、養育者のためのガイド(1)）の指針を参考に、子どもや少年少女たちを保護し、教育する立場にある大人たちに「性非行」について知っておいてほしいと考えることをまとめた。なお、思春期前の子どもの場合

「性問題行動」、思春期の少年少女の場合「性非行」、成人の場合「性犯罪」、総称する場合「性暴力」と記している。

子どもや少年少女の性行動の発達

個人差はあるが、子どもたちは小学校の高学年くらいで思春期の入り口に立つ。大人に保護してもらうことが認められ、主として家庭内に暮らしの基盤をもつ存在から、同性の仲間集団の中で自己を作り、かつ他の自己と関わり、やがてパートナーを見つけて、子どもを育てる場を作る大人になっていく。この子どもから大人までの期間は、保護を抜け出して自立・自律していく「修行期間」である。

そう考えると、思春期になって性的関心が高まり、親よりも友人や好きな人が重要になっていくのは、「そうなってくれないと困る」ことであろう。ただ、親にとっては、いつまでたっても「子どもは子ども」であり、「性の目覚め」はどこか忌避すべきことであるのかもしれない。何しろ「子どもでなくなり、自分から離れていく」徴《きざし》なのであるから。中高生になると、ますます親や大人の言うことは聞かなくなり、特に性に関することは、大人も教えにくいし、子どもも聞かない。親から独立していくための重要な道筋なので、親に聞かないことのほうが自然なのであろう。親離れするための方法を、「自分を子ども扱いする」親に聞くというのは、矛盾しているし、非効果的である。

性の発達は、生物的基盤をもつ自然で健康な発達の一部であるので、年齢（身体的・精神的成熟）に応じて、ある程度の「通常」の発達がある。加えて、動物としてのヒトが社会的存在としての人間になる過程にも発達の段階があり、これらの「生物的・社会的発達段階」に照らして、特定の性行動を判断することが要諦となる。

子どもや少年少女の性行動は連続体である

子どもと思春期の性行動のほとんどは、発達に見合った健康的なものであるが、中には問題となる行動もありうる。それらは必ずしもくっきりはっきり区分されるものではなく、むしろ灰色、連続体であるが、その健康度を考慮し、介入の仕方を工夫することが重要となる。

性への関心が自然なことであるので、性的な探求や性的遊びも、子どもの発達過程でみられる普通のことである。もしそれが性的遊びなら、次のような特徴がある。

①見たり触ったりして情報を集める。ごっこ遊びを通して性の違いによる役割や行動を探索する。
②同年代で、体格や発達段階も同等であり、双方が自発的である。
③性的行動の種類や頻度は限定的である。
④生活の他の面と比べて突出していない。他の遊びや勉強、友達付き合いもしている。
⑤多少戸惑っても深刻な感情は引きずらない。
⑥大人に見つかって、やめなさいと言われたら減少する。

こうした性的な探索行動や遊びは、大人には見つからないように行われているが、よくみられるもので、通常の発達である。

性行動が問題となり、介入を要するのは次のような場合である。
①長期にわたって続いている。
②頻度が高い（しょっちゅうやっている）。
③子どもの対人面・認知面の発達を妨げている。
④年齢や発達的な能力差が大きく異なる。
⑤大人が介入しても、頻度が減らない。
⑥性器を痛めるような方法でする。
⑦強制や脅迫、身体暴力が用いられる。
⑧感情的苦痛（恐怖・不安）を伴う。

これらの場合は、「遊び」として看過することはできない。ただし、身近で起こると、案外判断を誤ることがある。「遊び」なのに、厳しく叱りつけて大人との関係を損なって、その後の発達に悪影響を与えたり、「性暴力」を放置して、子どもをかばい、再び被害者を出したり、本人の健康的な発達を促進することができないままになることがある。

ジョンソンは、子どもの性行動を四つのタイプに分けている[1]。
①自然で健康的な性行動（年齢相応、発達に見合う、バランスがとれている）。
②性的に反応している行動（成長過程の体験による、性についての混乱から生じている）。
③広範囲にわたる同意のうえの性行動（大人との適切な関係が築けず、見捨てられ感、喪失感、恐れといった感情に対処する方法として性的行動をしている。止めにくい）。

④暴力的な性行動（性的混乱が顕著で、思考や行動において、性と攻撃性の結びつきが顕著。賄賂、だまし、操作、強制が用いられる）。

このうち、①～③については女子にもみられる。④暴力的な性行動は、子ども時代には女児も多いが、思春期以降は男子が大勢を占めるようになる。ただし、女子による性暴力も男子に比べて数は少ないがないわけではなく、より弱い男性への性暴力や他の女子に対して男子を使ったり、複数で取り囲んで性加害行動を行うことも実際にはみられる。

思春期以降、男性と女性のジェンダーの発達は、異なる道筋を通ることから、男子の性加害行動、女子の「不純異性交遊」が自他を傷つける問題行動として現れてくる。性非行行動は、ジェンダーの問題を抜きにしては考えられない。

「性非行」をした子のほとんどは、大人の性犯罪者にならない

ある学校の教師が、「一度性非行をした子どもは、ほぼ必ず、九〇％以上再犯する」と述べているのを耳にしたことがあるが、それは事実ではない。性非行をした子どもや少年少女の再犯率は、成人の再犯率よりも有意に低い。他の深刻な非行歴や行為障害の既往歴のない場合、五年以上たっても八～一五％の再犯率であり、非行行動パターンをもつ場合、五〇％が非行行動の問題を持ち続けているが、性犯罪の再犯とは限らない。性問題行動のある子どもと性非行のある少年少女の多くが、性暴力行動を続けて成人の性犯罪者になるわけではない。

性問題行動／性非行を対象とした治療教育プログラムを成功裏に修了する子どもと少年少女の再犯率は、さらに低くなる。例えば、性問題行動をもつ子どもとその保護者に、週一回の認知行動療法を基盤とする教育を実施したところ、一〇年後でさえも、二％の再犯率にとどまっていた[2]。効果的な治療教育と適切な監督があれば、性問題行動をもつほとんどの子どもと少年少女は地域社会にとどまり、成功裏に人生を送ることができる。

前思春期までの性問題行動と、思春期の性非行、成人後の性犯罪とは、同じ「性」を通しての課題の発現ではあるが、その原因や固定化、「性衝動」の果たす役割には違いがあって、一律に扱うことは適切ではない。一般に、発達のより早期に課題が発見され、手当てがなされるほど、健常発達ルートへの回復は容易である。「性犯罪者」としてラベルを貼るのではなく、その子どもの発達のニーズを読み取って早めに対応するのが望ましい。

「性非行」に至るには多様な起源があり、それに応じた対応が必要である

幼い子どもが性問題行動を起こした場合、家庭やその他の場面で性虐待を受けたからに違いないと思い込むことがあるが、必ずしもそうではない。子どもたちや少年少女は、さまざまな起源で性問題行動／性非行を生じさせる。

アメリカのデータではあるが、性問題行動を起こした学齢期前の子ども（三〜七歳）三七人では、女児が六五％、男児が三五％。うち性虐待被害を受けた者が三九％、その疑いが一九％、身体的虐待

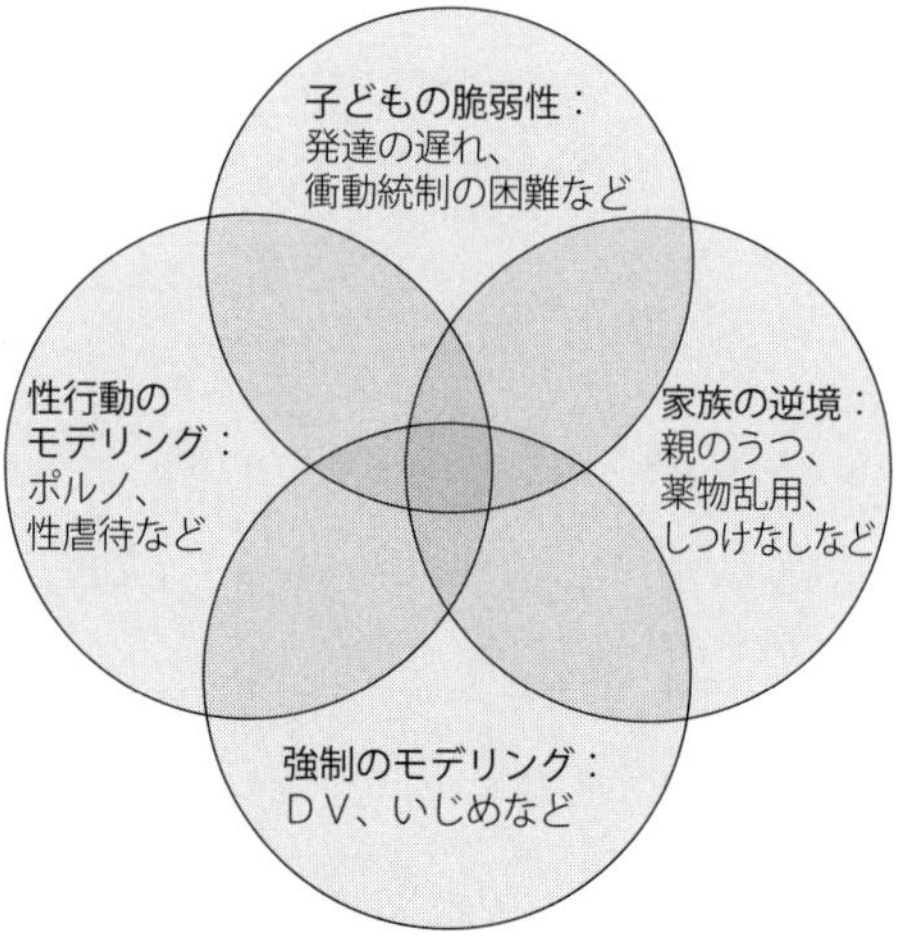

図１　性非行の４つの起源（文献３）

被害が四七％、ＤＶ目撃が五八％となっている[3]。これが学齢期の子ども（六〜一二歳）になると、男児が六三％、女児が三七％と男女比が逆転する。また、性虐待被害のある者が四八％、身体的虐待被害が三二％、情緒的虐待被害が三五％、ネグレクトが一六％であるが、同時に、学校での問題行動のある者が五三％、学習障害が二九％と、非行等他の問題も目を引くようになっている。

シロブスキーは、主な性非行の起源として四つの領域を示している[3]（図１）。①発達の遅れ、衝動統制の困難など本人の脆弱性、②保護者の精神症状、薬物依存、しつけをしないなど、家族の問題、③ＤＶやいじめなど、強制のモデリング、④ポルノの放置、性虐待など性行動のモデリングである。個々によって、どの領域の問題が大きいかは異なるので、強調点は異なりうるが、これら四領域について手当てをしていくことが重要になる。特に強制と性行動のモデリングは、回復の環境を整えるうえでまず手をつけるべきところである。

「性非行」は問題の一部であり、健康な関係性の発達が不可欠である

当初の性暴力治療教育プログラムは、逸脱した性的興奮そのものを減らすことが治療の焦点であったが、現在では、「性的興奮のパターンを変える」ことが目標となっている。特に、思春期の少年少女の場合、性衝動そのものを禁止したり低減させたりすることは、人間としての成長・発達の可能性を阻むことであり、あるいは不可能といってもよいことであるかもしれない。

「性行動」は、自分と相手のどちらも活かす方法で真の合意に基づいて営むことができるような衝動、行動のコントロールを身につけていかなければならない行動様式の一つである。自分の欲望や感情の充足のために他の欲望や感情を踏みにじることなく、互いに協働して関係を作り、維持していく力を身につけることは、自律・自立した大人になることとの基本であろう。

「性」は人間の社会的行動の重要な一部である。そして、社会的な性行動がとれるようになるには、親をはじめとする大人との安心・安定した保護―依存の縦の関係から始まり、同性を中心とした対等な横の関係への移行が重要になってくる。いわゆる「不純異性交遊」や「売春」行為が問題となる女子でも、性加害行動が問題となる男子でも、実際には、それ以前の同性との関係のもち方に課題があることが多いように思える。

したがって、性行動が問題となる場合、性行動を扱うことを避けて通ることはできないが、性行動

のことだけを扱えばよいというものでもない。次のような事柄に対して教育的にアプローチする必要がある。

①過剰で暴力的な性刺激および自慰のコントロールを含む、狭義の性衝動のコントロール。

②（性）非行および日常の無責任な態度・行動に関する思考の誤りの修正と感情への気づきと言語化といった情緒性・社会性の発達促進。

③被害者を中心とする他者の視点を知ることの強化。

④言いなりでも、攻撃的でもない、人とのアサーティブな（親密な対等な）コミュニケーション、関係性をもつ力の育成。

これらの習得するべき点に関しては、男子でも女子でも強調点は多少異なるが、基本的には変わらないと考えている。

拒否的・処罰的態度を避け、責任をもって関わり続ける

性問題行動、性非行を行っている子どもや少年少女たちは、何らかの社会性・情緒性の発達と関係性の発達に課題を抱えていることを行動で表している。保護者や教師など周囲の大人たちの責任は、身をもって「期待される人との関わり方」を示すことである。まずは、その子ども／少年少女に対して、拒否的・懲罰的になることなく、しかし毅然として性暴力行動を制止し、新たな適切な行動を求め、教えることができることが重要となろう。次いで、大人自身が、責任ある行動をとれているか、

妻あるいは夫と対等で協働的な信頼関係をもてているか、保護者と教師あるいは他の支援者たちが協力してそれぞれの責任を果たすことに努力しているかということである。

これまでの経験からすると、この二点が達成できれば、子どもたち／少年少女たちの性問題行動／性非行は、おのずと克服されていくように思えている。

本章では、具体的に何をどのように教育するかについては、詳しくは触れることができていない。詳細はカーン『回復への道のり』三部作[4]を参照されたい。

〔文　献〕

（1）Johnson, T.C.: *Helping children with sexual behavior problems: a guidebook for professionals and caregivers. 3rd ed.* IVAT, 2007.
（2）Bonner, B.L., Walker, C.E.: Children with sexual behavior problems: assessment and treatment. Final Report, Grant No.90-CA-1469. U.S. Department of Health and Human Services, 1992.
（3）Silovsky, J.F.「性虐待者治療教育学会（ＡＴＳＡ）におけるワークショップ資料」二〇〇七年
（4）ティモシー・Ｊ・カーン（藤岡淳子監訳）『回復への道のり　パスウェイズ─性問題行動のある思春期少年少女のために』『回復への道のり　ロードマップ─性問題行動のある児童および性問題行動のある知的障害をもつ少年少女のために』『回復への道のり　親ガイド─性問題行動のある子どもをもつ親のために』誠信書房、二〇〇九年

3 性問題行動および性非行への対応の基本

　性問題行動・性非行に対応する際には、以下の二点に留意する必要がある。性問題行動・性非行についての基本的理解と知識をもつこと、および処罰的・断罪的対応をしないということである。特に、まず養育者が子どもにどのように対応するかは、性的自尊心、性同一性、性的行動判断に強く影響する。養育者が子どもの性問題行動・性非行に強い否定的感情などを体験することは、当然のことでもあるが、そうした否定的感情を子どもに直接ぶつけることをせず、配偶者、支援者、当事者グループといった大人との関係の中で扱うことが必要である。

　大人自身の性的感情、想像、行為と子どものそれを混同してはいけない。子どもの性的行動は、身体や性役割についての探索である。ジョンソン[1]によれば、性的興奮を体験しているのは、二～五歳で一・五％、六～一〇歳で九％、一一～一二歳で二五％である。身体接触も含む大人との健康な関係は、子どもの健全な発達と性問題行動の解決の基盤である。

子どもの性問題行動を修正するためにまず大人がなすべきことは、以下のような環境調整である。

・愛情と一貫性のある養育者のいる情緒的・身体的に健康な家庭的環境を整える。

・性的に健康な環境を提供する。ポルノ雑誌などを散らかしておかない。性的・暴力的言動をしない。

・健康な境界線を作る。

・子ども全員が安心・安全を体験できる。

・やってはいけないことは、はっきりさせる。健康な限界設定。

こうした環境調整のうえでも、あるいは子どもたちに性問題行動変化のための治療教育を実施するうえでも基本となる考え方をいくつか述べる。

①境界線（バウンダリー）

境界線とは、想像上の壁やフェンスという感じのもので、私たちを安全で、快適で、守られている感じにさせるものであり、身体的・物理的境界線、情緒的（心理的）境界線、社会的境界線の三つがある。無闇に身体接触をしたり、近づきすぎたりしないこと、携帯電話や手紙、日記といったプライバシーを侵害しないこと、本人が気にしていることをズケズケと口にしないことなどが含まれる。境界線は、相手との関係性によって、あるいはそのときの気分によっても変化するものであり、読みにくいものでもありうるが、相手の「いや」を尊重することが大切である。

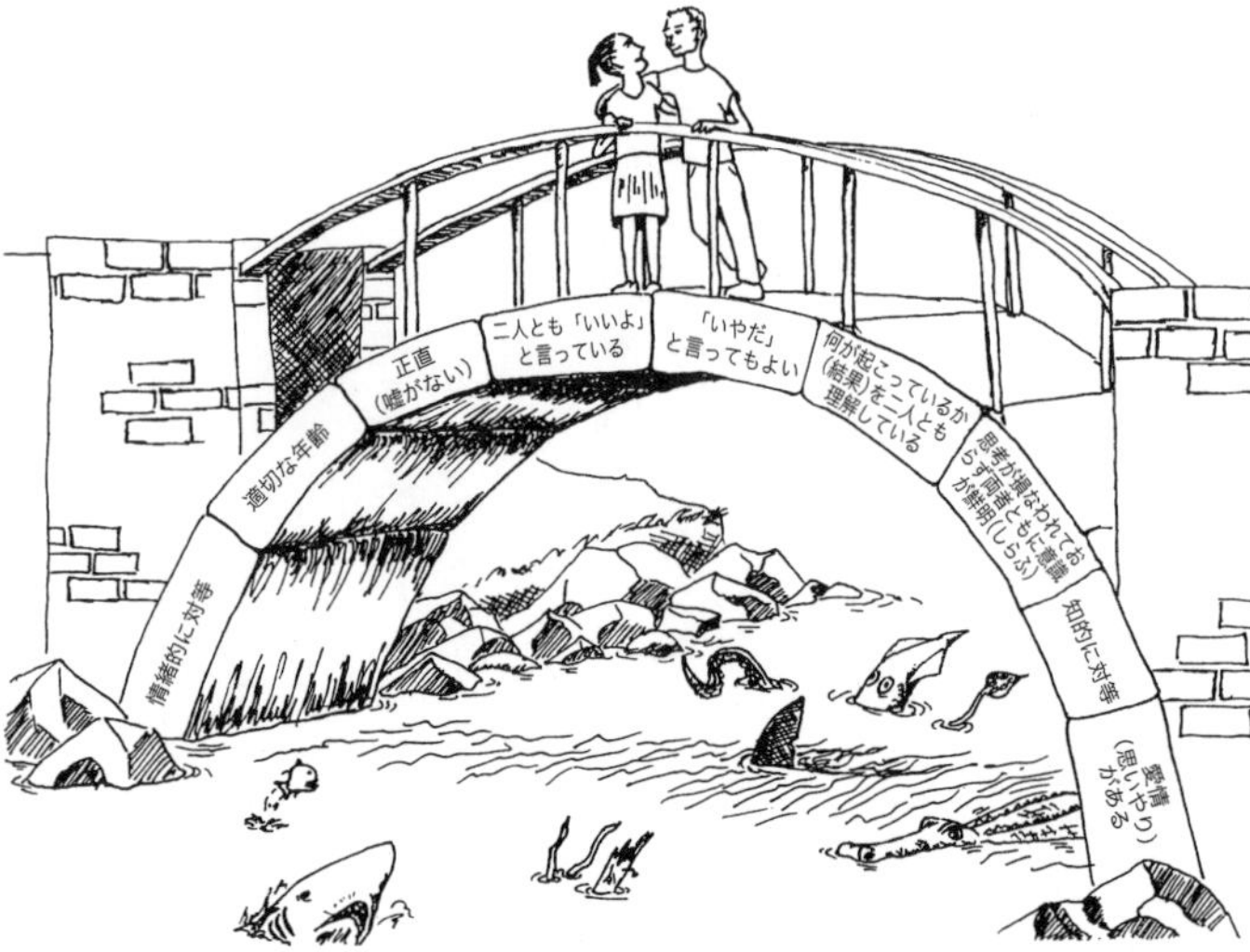

図２　「真の同意」の橋（文献２）

②真の同意

性問題行動のある子どもは、相手もいやがっていなかった、同意のうえの行為であると認知あるいは主張することがあるが、それが実際には相手はいやがっていたということがしばしばある。同意に基づく関係には、いくつかの条件が必要であり、それらは、「情緒的に対等・適切な年齢・嘘がない・双方がいいよと言っている・いやだと言ってもいい・結果を二人とも理解している・どちらもしらふ・知的に対等・愛情や思いやりがある」といったものである。「真の同意」の橋（図２）を構成するブロックのどれか一つでも欠けると橋は落ち、誰かが傷ついてしまうということを伝える必要がある。真の同意について、子どもたちは比較的素直に理解するが、案外難しいのは大人である。

③性行動のルール

教えるべき性行動のルールは六点のみである。

水着で隠す部分をプライベート・パーツとして、
・他の人のプライベート・パーツを触ってはいけない。
・自分のプライベート・パーツを見せてはいけない。
・他の人のプライベート・パーツを見てはいけない。
・他の人に自分のプライベート・パーツを触らせてはいけない。
・一人でいるときは自分のプライベート・パーツを触ってもよい。
・性的な言葉や行動で人を不快にさせてはいけない。
マスターベーションのルールは、『パスウェイズ』[2]では以下のようにしている。
・過去の被害者や自分の過去の被虐待体験について考えないこと。自分と同年代の誰かとの愛情に満ちた関係を想像すること。
・寝室やトイレのような、プライベートな、他に誰もいない場所でだけすること。
・ペニスや膣のあたりが痛くなり始めたら、もっと優しくするか、しばらくやめておく。
・怒ったり、イライラしたりしているときはしないこと。したら落ち着けるかもしれないが、怒りと性的なものの間によくない関係が作られてしまう。するのに一番いいのは、気分がよくて機嫌のいいときだ。
・運動したり忙しくしたりすることで、マスターベーションにあまり時間を使いすぎないようにすること。

④性衝動をコントロールするのに役立つガイドライン

・性的な思考や感情について、いつでもカウンセラーに正直に話しましょう。すべての人間には性的感情があるのです。あなた一人ではないのです。

・ポルノは性的衝動を高めてしまうので避けましょう。

・積極的に身体を動かしましょう。激しく身体を動かしましょう。スポーツに参加し、腕立て伏せ、腹筋や何らかの激しい運動をしましょう。激しく身体を動かした後には、性的衝動が低下すると、多くの人が感じてきました。

子どもたちへの治療教育と同程度にあるいはそれ以上に重要なのが、保護者支援と保護者との協働である。子どもに対する治療教育がうまくいかないときは以下のような状況が生じていることが多い。

・居住環境が不安定。

・親が問題と思っていない、親が問題に圧倒されている、親が協働しない、親子間に表明されていない怒りや恨みがある。

・親に辱められたと子どもが感じる、子どもが行動を変えようと思わない、子どもが本心を言わない、子どもが混乱しすぎている。

目標は、保護者のストレスを軽減し、その機能を十全に発揮できるようサポートする（安心感、安全感、回復の希望）ことであり、そのためには、問題の原因としてより、回復の資源として保護者に対することが不可欠である。家族が機能すると、子どもの回復は堅調であることを体験してきている。

〔文　献〕
（1）Johnson, T.C.: *Understanding children's sexual behaviors: What's natural and healthy*. Institute on Violence, Abuse and Trauma, 2010.
（2）Kahn, T.J.: *Pathways. A guided workbook for youth beinning treatment. 3rd ed*. Safer Society Press, 2001.（藤岡淳子監訳『回復への道のり　パスウェイズ―性問題行動のある思春期少年少女のために』誠信書房、二〇〇九年）
（3）Silovsky, J.F.「性虐待者治療教育学会（ＡＴＳＡ）におけるワークショップ資料」二〇〇七年

第2部　非行少年の回復の現場から見えてきたこと

4　子どもを犯罪の被害者にも加害者にもしないために

暴力・犯罪とは

まず始めに以下のお話に登場する、織姫、彦星、渡、紋次郎、石松の五人の中で誰が一番「悪い」と思うかを考えてみてください。

「鮫川の話」

鮫のいる川を挟んで恋人同士の織姫と彦星が住んでいました。川には橋はなく、川を渡る唯一の方法は、渡し船に乗ることでした。ある日、織姫はどうしても彦星に会いたくなり、渡し船の船頭である渡のところに行き、お金はないけど乗せてくれるよう頼みました。渡は「セックスしてくれたら乗せてやる」と言いましたが、織姫は断り、今度は紋次郎のところへ助けを求めました。紋次郎は「あっしには関わりないことでござんす」と相手にしてくれませんでした。仕方なく、織姫は渡の条件を飲み、渡してもらいました。

織姫は、彦星との楽しいひと時を過ごしたのち、彦星にどうやって彼のもとにきたのかをすべて打ち明けました。彦星は、織姫が渡とセックスしたことを怒り、織姫をフリました。傷ついた織姫は、石松に助力を頼みました。織姫の話を聞いた石松は、「俺に任せろ」と言って彦星を殴り倒してしまいました。それを見た織姫は、嬉しくて高笑いしました。

この五人には「役割」が割り振られています。織姫は性暴力の被害者、その加害者は渡です。彦星は身体暴力の被害者、その加害者は石松です。紋次郎は「無関心な第三者」という役割です。「正しい答え」があるわけではなく、自身がどの役割に共感しやすいか、自身を知るための課題です。渡が悪いという人は性暴力に敏感な人です。が、意外に「織姫が悪い」と思う人も多くいます。依存的すぎるとか、高笑いしたのが気に入らないとかの理由です。紋次郎が悪いという人はたいてい少数派ですが、実際には助けようと思えば助けられたのに、何もしないことによって被害者を追い詰めているという意味で「いじめに無関心な教師・生徒」など重要な役割を果たしていると考えられます。暴力は私たちすべての問題であり、被害者と加害者に支援を行う専門家は、自身の暴力に対する態度をまず自覚することが必要です。

「同意」について

性暴力というと、別世界のことのように、また、性犯罪者というと、モンスターのように思われがちですが、加害者の圧倒的多数は、世間に多くいるような人です。例えば、大学でも、小中高校でも、先生にもいます。また、宗教の教祖や司法関係者にもいます。自分のもっている権威やパワーを背景に性犯罪を行っています。

織姫と渡の関係で、織姫は渡の提案に「同意」したと考える人もいるかもしれませんが、二人の立場が同じで、強要性がないということ、つまり対等性が確保されていなければ、真の「同意」とは言えません。子ども相手のセックスもそうです。性犯罪の幼児わいせつの加害者は、「被害者の子どもが『おじちゃん好きだよ。いいよ』と言った」などと平気で言い、「いい」と言ったから、「同意」だと本当に思っています。しかし、果たして子どもが、真の意味で「同意」したでしょうか？　例えば、寂しくて、優しくしてくれる大人だから、嫌われたくないと思って「いいよ」と言ったのかもしれません。また、一回だからと思って「いいよ」と言ったけれど、その後何度も繰り返されることになると理解していたのかどうかもわかりません。さらに、小さい頃、性被害を受けて、思春期になったらそのことが大きなつまずきになって悩むことになるということまでわかっているとは言えません。

医師のインフォームドコンセントと同じです。「これをしたら、こういうメリットもデメリットもそれぞれありますよ」ということを本当に理解して、「はい」と言ったときに、「同意」という言葉を使います。

対等な「同意」に基づくセックスも、性暴力によるセックスも、外から見た限りでは似ているかもしれません。けれど、「同意」における強要性、対等性の点では、実際には大きく違うというところを押さえておく必要があります。

被害者・加害者としての子ども

学校や家族は、暴力がないという建前で動いています。いずれにしても、ないかのように振る舞っていて、日常生活ではそう表に出てきません。しかし、学校は多くの人がいるところですから、それだけ被害者も加害者も、暴力も、たくさんあることだと思います。

葛藤・紛争への対処との関係から暴力・犯罪を考える

「子どもを犯罪の被害から守るためには」というような言い方をすると、「犯罪をする人は自分たちとは違う人たちだから、その人たちを厳しく罰してくれれば、おしまいだ」という話になりがちですが、実際にはそんなことはありません。

学校だけではなくて、社会生活を送る限り、葛藤・紛争は不可避で、それにどう対処するかという話です。

暴力を振るう人たちは、「暴力を振るうことによって、自分の欲求を通す」というやり方が身についている人たちです。やはり、楽しいからです。最近は、見つからなければいい、あるいは、自分さえよければいいという風潮もあって、それがいいのかどうかということを教えていかなければ、その方法が間違っているということを伝えるのは難しいと思います。

私が仕事をしてきたのは、暴力が犯罪として露見し、裁かれた後のところです。法律によって規定されて、それが見つかったら犯罪です。暴力が見つからない人もたくさんいます。実際に、今、犯人が検挙される割合は、窃盗犯を含めると二割程度で、五人に一人です。五人に四人は見つからない、逮捕されないのです。

性犯罪の検挙率はもう少し高くて半分ぐらいになりますが、そもそも「あった」ということが表に出ません。家族の中で行われていればほとんど表に出ませんし、学校の中で行われていてもほとんど表に出ません。表に出るのは、見知らぬ人に見知らぬところで被害にあった場合で、訴えられて、司法手続きに乗る人たちです。

先生との関係、仲間同士の関係、親との関係の中で、表に出ない暴力、性暴力はたくさんあります。そのうち、法律によって規定され、見つかって、法的に裁かれたものだけが犯罪と呼ばれがちです。暴力というのは、自分の欲求や感情をより強力なパワーを借りて一方的に押しつけることです。見つかろうと見つかるまいと、法律で処罰されようとされまいと、一方的に相手を無視して自分の感情や欲求を押しつけるのが暴力です。日常生活でも大変たくさんあると思われます。

パワーの乱用としての暴力

今の世の中は、「個人は平等である」という建前があります。そして、大人同士の間では、対等な、民主主義の世界ですので、一方が他方の欲求や感情を無視したら、「暴力はいけない」となります。

しかし、ひと昔前までの身分制・封建制の社会では、親や親方や地主など、圧倒的なパワーをもった人が自分の欲求を押しつけることは、暴力としては意識されず、それが当たり前だった時代がありました。今でも建前上は暴力はいけないけれど、実際は暴力がたくさん起こっています。例えば、子どもに「暴力はいけない」と言っても、非行少年っぽい子が、高校に行けなくて、「調理師になりたい」とコックの見習をし始めたら、使い走りをさせられて、買ってきたタバコの銘柄が違っていたとか、言う通りにしないとすぐに叩かれる。鉄拳制裁が当たり前のこととして通用していて、それをいやがっていたら仕事は続かないという現実があります。

大人と子どもは、もともとパワーの不均衡があります。子どもは、家庭でも学校でも、基本的には（だんだんそれは乱れてきていますが）大人の言うことを聞かないと生きていけない状況にあります。暴力的な解決方法を身につけていく子どもは、多くの場合、それが家族や学校や友達の間で、一番いい方法だということを体験してきています。それ以外の葛藤解決方法をもっていないことが多いのです。

私たち自身が、「世の中では絶対ある複数の葛藤を、暴力的な解決以外でどうやって調整していくのか」という方向を示して、その力を身につけさせることができるかどうか、というところがポイントになります。

衝動統制の発達（ヒトが人間になるために）

衝動統制の発達は、動物としてのヒトが、人間になるために必要なことです。生まれてから幼児期までは、寝る時間もうやむやで、食べるのもバラバラ、トイレで排泄するということもできません。

それを、寝る時間を決めたり、乳離れをさせたり、トイレットトレーニングをして、寝たい、食べたい、排出したいという個人内衝動をコントロールする力をつけさせていくのが、しつけであり、教育です（個人内衝動の統制1）。これはbeingです。このまま生きていくこと、あること、人間の存在があることに関する個人内衝動です。このあることだけを大切に、普通に世話をする親であれば、多少おもらしをしても、叱りつつ、でももう一回教えて、失敗を繰り返しながらできるようにします。

次に、それができるようになると、幼児期から児童期（学校世代の前半）にかけて、beingは当たり前で、ちゃんと注意を集中して机の前に座り、先生の言うことを聞いて、一所懸命に勉強をし、与えられた課題を達成して、勤勉さを身につける、いわゆるどう成果をあげるか（doing、すること、成果のこと）になります。注意を集中して勤勉にやるというのも、個人内の衝動を統制し、楽しみを先延ばしにして頑張るという大事なコントロール（個人内衝動の統制2）です。

同じ頃、児童期から思春期（小学校の高学年から、中、高、大学あたり）にかけては、対人間衝動の統制が大変大切になってきます。

対人間の衝動の統制

個人内の衝動統制は、自分で努力して、親との関係の中などで身につけていく、一人でできることです。

小学校に入ってだんだん仲間関係ができてくると、仲良くしたい、認められたいと思っていても喧嘩をするというようなことが起きます。そして思春期になれば、今まであまり意識されなかった性衝動が、自分を突き動かすようになります。好かれたい、仲良くしたい、でもどうやって付き合えばいいのかわからない、というあたりを、男の子であれば、同年代の女の子と嫌われたり、嫌ったり、押したり、押されたりしながら学んでいくわけです。

女の子のほうも、男の子が「セックスさせてよ」と言っても、したくなければ「いやだ」と言えるようになる必要があります。

男と女と、あるいは一人ひとり、違った欲求や感情をもった個人が、自分の欲求や感情を伝え、相手の欲求や感情を知り、その中でお互いの欲求をどう調和させていくのかという、対人間の衝動の統制が大変大きなポイントになってくるところです。そして、大変難しいところです。

性暴力は性的な欲求からだけ?

性暴力をするのが、性的な欲求からだけだというふうに思いがちなのも間違いの一つです。加害者にとっては、彼女との性関係と、一方的に自分の欲求や感情を押しつける性暴力とはまったく別の楽しみです。彼女がいてセックスをしていても、あるとき、友達とみんなで被害者を車で拉致してホテルに連れ込んだら、何も言わないのに被害者が自分で脱ぎ始め、無理に要求しなくても、彼女には言えないようなプレイをしてくれ、自分はすごく強い男になったような気がした……というように、別物なのです。

彼女や妻とやりとりして調整しなくてはいけないというのは、大変かもしれません。そこが難しい人が性暴力に走るという傾向はあります。

性暴力の加害者には、性的な欲求だけではなくて、「支配したい」とか、「男らしいと思われたい」とか、あるいは「誰かに接触したい」といった欲求があります。

男の人というのは、大きくなると、本当は寂しくて弱音を吐きたくて、触りたくても、ベタベタと触れません。女の人だったら、赤ちゃんを抱いたり、女性同士スキンシップしたり、泣き言を言ったり、犬をかわいがったりするけれど、男の人がある程度の年齢になってくると、「女々しい」とか言われてしまいます。男性が「男らしさ」を傷つけずに人と接触できて、しかも自分が強いという感じがもてるのが性行為です。

性暴力は、性的な欲求によってのみ行われるものではなくて、さまざまの欲求によって行われる、性を通じた暴力だということです。

葛藤の解決と言葉の果たす役割

思春期に入っていくところで、どう人との関係を調整するか、「対人葛藤解決交渉方略」を身につけていくことが大事です。もともと、子ども時代、幼児期には外からの統制・外的コントロールによって行動をコントロールしているわけですが、それを徐々に内的統制に変えていくのが大人になっていく筋道です。基本的には、自分でコントロールができるようになってくるのが成長、教育の目標です。そして内的統制を身につけていくうえでは、言語が大変大きな役割を果たします。

お父さんやお母さんや先生や大人が好きで、尊敬していれば、その大人に認められるように、言われたことを守って、それを自分の中に身につけていきます。幼い子は、何かをやるときに「こうしちゃいけないいんだよ」とか、「ここはこうやるんだよ」とか、言葉に出しながら自分の行動をコントロールします。その言葉を自分の中に内在化させていき、コントロール力を身につけていくわけです。だから、対人間衝動の統制は、それこそ、オムツをとるときに試行錯誤をするように、いろいろ失敗しながら、喧嘩しながら学んでいく練習期間という意味合いが大変強いと思います。

加害少年が抱えているもの

いきなり型非行

非行少年と言ってもいろいろで、従来型といきなり型というふうにとりあえず分けてお話ししていきます。

従来型非行少年というのは、成績が悪くて、学校を怠けて、不良交友があって、先生には逆らって、〝いかにも非行少年〟という感じの人だったんじゃないかなと思います。ところが、最近問題になっているのは、いきなり型です。勉強ができて、家族も普通で、他にそれまで非行や目立った問題行動もなくて、いきなり事件を起こす子どもたちが出てきました。

おとなしく、礼儀正しい普通の子で、どちらかと言えば、徒党を組まない、非常にプライドが高いけれど、反面、自己毀損感をもっている人たちです。こんな普通の子が非行をするんだったら、「うちの子も……」とか、「うちの学校でもありえるのかもしれない」というような大人の怖さがあるのかもしれません。

しかし、いきなり型の子どもたちも、思いっきりボコボコに殴られたり、性虐待を受けていたりということもしばしばです。家族成員間で誰かしら不和・葛藤があって、そのことを誰もコントロールできず、例えば、お母さんとおばあちゃんが嫁姑の喧嘩をし始めると、お父さんはスーッと出て行って、パチンコをしている、というようなことです。

子どもにとって、家族の大人同士の喧嘩は大変です。自分を守ってくれるはずの家族が喧嘩をしたら、子どもたちは脅かされます。心がささくれ立ちます。それが最悪に至って罵り合いでもあれば、いやでいやでしょうがなくて、階段の下で隠れていたり、自分の部屋にひきこもっていたりして、「もう終わったかなあ」と思って出てくると、まだお皿が飛んでいるようなこともある。

あるいは、誰かが病気になるということもあります。お父さんが脳溢血で倒れてクビになって、お母さんがすごい勢いで働かなくてはいけなくなり、ゆとりがなくて、子どもにかまっていられないとか、あるいは、きょうだいの誰かに何らかの障害があり、親はその子にすべての関心を向けてしまうというようなことがあります。

そういうとき、家族の中には高い緊張感や不安感があり、親は子どもにはいい子を期待しています。子どものほうも親が大変なのはわかるし、何を言ってもピリピリしているので、なるべくいい子にして、認められるように、期待にそえるように一所懸命に努力しています。しつけや教育というのは、どうしても型にはめていくということもありますが、児童期、学童期、思春期にかけて、だんだん親と子ども、先生と生徒の間で、言葉を介して調整していく、調整できるようなっていくということが大きなポイントになります。

いきなり型非行の子どもは、児童期の個人内衝動の統制2（doing）まではできていて、家族の中にも勤勉さは共有されていて、勉強やスポーツといった課題達成に努力することはできても、次の対人間衝動の統制のところが難しいということになります。勉強は自分一人でできるからある程度楽です。相手がいるのとは全然違います。

小さい頃は、「靴下を脱いだら片づけなさい」とか、帰ってきたら「ランドセルを放り出さないで、ちゃんと置くところに置きなさい」とか、細かいことを言って教えるのは大事ですが、だんだん学年が進むにつれて、「いちいち言われたくはない」けど、言い返せなくて、言っても無駄だと思っている。そんなときに、行き場のないネガティブな感情、扱いづらい感情、不安だとか怒りだとかを表現できない人がいて、ネガティブな思考がたまっていくということがあります。

自己統制力と合目的行動をとる力は備わっているので、外から見る限り何の問題もありません。問題が出てくるのは対人関係の調整のところになってきます。

加害をする子どもの性格的特徴

被害者と加害者は大きく違うというふうに思われるかもしれませんが、実際には途中までは大変よく似ています。

加害をする子どもには、暴力行動の四点セットとも言うべき特徴があります。
①コミュニケーション能力が乏しく、相手と気持ちのやりとりができない。

②自信がない。しかし、大きな犯罪をするときは、裏腹に変な自信をもっていることもある：対人関係や仲間関係には自信がないが、勉強やスポーツなど自分のはまることや、悪いことをしても見つからないだろうという過大な自己評価を裏腹にもっていることもあります。

③感情、自分の気持ちにも気がつかない：自分が怒っているとか、悲しいとか寂しいとか表現をして、最初の being のところで、誰かがありのままの自分の気持ちを聞いてくれ、受け入れてくれたら、それが自分の中にもあるということを認めていくことができます。ところが、大人に余裕がなくて、子どもがおとなしく言うことを聞いていることを期待し、子どもがその通りに振る舞っていると、つまり、「お父さんとお母さんが派手に喧嘩して、すごくつらくて、怖かったのに、翌朝になると、お父さんもお母さんも何事もなかったかのようにケロッとしている。でも、お母さんの顔にはアザが残っている。でも、誰もそのことを話題にしない」といったようなことがあれば、最初のうちは、ドキドキして、怖かった子どもが、だんだん慣れっこになっていきます。いつまでもそんなドキドキしていたり、怖がったりしていたら生きていけないので、見ない、聞かない、感じない。みな生き延びるための一つの方法です。そのうちにだんだん自分の気持ちに気がつかなくなります。今何が怖いのかや、不安や寂しさなど自分の気持ちに気がつかなくなり、当然、表現もできなくなります。自分の気持ちに気がつかなければ、被害者、人の気持ちにも気がつくはずがないというところがあります。

そして、「発達障害だ」などとあっさりと言われます。発達障害という障害は確かにあります。そういう人もいます。しかし、非常に多くの人が、生い立ちの中で「自分の気持ちを言えない、気がつかない、言葉を失う、人に期待しない」という生き方を身につけてきて、それが「発達障害」とレッテルを貼られることもあります。

④犯罪行動に都合のいい、歪んだ、誤った思考をもっている：例えば、「自分さえよければいい」「被害者はどうなってもいい」「相手が誘ってきたんだ」「どこが悪いんだ、誰にも迷惑をかけていない」という犯罪行為に都合のいい思考を身につけています。

暴力のリサイクル――被害と加害の円環

加害者もずっと被害者でいる人も、実はコミュニケーションができないとか、感情がよくわからないとか、結構似ています。犯罪行為に都合のいい思考と、自分はだめ、何をやってもうまくいかない、という負け犬モードの考え方とはセットです。自信がない、自分の人生は自分でコントロールできないという思い込みがあるようです。

それは一つのことの裏表だからです。「暴力的環境」というものがあります。鑑別所や少年院にいる非行少年は、大変暴力的な環境の中で生きています。お父さんが厳しかったということが、肋骨三本にひびが入っていることだったり、お母さんがちょっと変わった人だったということが、包丁を持って追いかけまわすことだったり、あるいは、せっかく学校で友達ができたのに、借金取りから逃げるため、ある日突然「ここから出て行く」と言われ、夜中に出て行き、友達にさよならもできなくて、転校を繰り返しているうちに、勉強も進度が違ってわからなくなっていって……というような環境です。

「暴力的環境」とは、派手に殴られたり、性的な虐待を受けたりすることだけではありません。自分の見通しや自分の思いで生きていけないような、一方的に親や環境の欲求や感情のままに振りまわされるという環境のことです。

そうしたときに子どもたちがもつ感情は、最初の頃は、無力感だったり、絶望感だったり、不安感だったりします。しかし、だんだん麻痺させていくことを覚えていきます。

これは一つのポイントです。あまりにもドキドキ、ビクビクして生きていたら大変ですから、見ない、聞かない、感じない、麻痺させていくというのは、つらすぎるときには適切な対処です。

そういう自分は、親にも大事にされない。お父さんがお母さんを殴っているのに、何ともすることができない。最初のうちは止めていたけれども、「おまえは邪魔するな」と投げ飛ばされているうちに、だんだんいつか自分もお母さんを殴っていたりするわけです。「自分はだめな奴だ」「友達の家はこんなことはないらしい」「恥ずかしい」「友達を自分の家には連れてこられない」「こんな自分は人に嫌われるに決まっている」というような、基本的には低い自己評価になります。

そういう低い自己評価をもっている人たちの行動は、友達から嫌われることを予期して、「どうせ嫌われるから」と自ら孤立してしまうか、そうでなければ、信じてはいけない人を信じたりして、優しくて無責任な人に、「俺が愛してやるよ」などと言われると、ついつい、ついていってしまいます。まともなことを言う大人や先生には、「私は嫌われている」と言って、引きこもるか、次から次へと友達関係を変えて、とにかく表面的な関係しかもてないか、落ち着きません。ここまでが、暴力的な環境の中で、被害者として生きてきている子どもたちの置かれた状況です。

今、学校でなすべきこと

加害者の層にはならない女の子

子どもたちは、子どもだというだけでパワーが弱いために、家庭や学校、友達関係の中で被害を受けることがたくさんあります。被害を受けたり、加害をしたりすることは誰にでもあります。

女の子たちの多くは加害者の層にはまわりません。内在化障害という言い方をしますが、うつ病、うつ状態、リストカットや食べ吐きなど、精神科にかかるような、怒りや不安を自分の中にとどめていく心身の症状を出します。

幼稚園に入るまでの段階で、子ども同士おもちゃを取り合っていたら、「○○ちゃん、やめなさい。貸してあげなさい。じゃあ、またあなたの番ね」というような仲介が必要です。ところが、それを身につけていなくて、保育園・幼稚園の段階で、殴っておもちゃを取るなど、すぐに暴力を振るうような子どもは結構目立ちます。それは「その子が悪いから排除しよう」という意味ではなくて、「その子が何かニーズを抱えている」ということです。「気持ちを言えない」か「人とのやりとりをするのを覚える必要がなくなっている」というニーズがあるのだから、介入が必要というサインです。

幼稚園、小学校の低学年の子どもたちもそうですが、その段階で暴力的な行動がみられた女の子は、まず女の子の友達が少なく、男の子と取っ組み合いをするなど、男の子とつるむことが多くて、小学校に入る頃には女の子の仲間からは孤立していきます。そして、中学ぐらいになると性的な逸脱行動などが出るようになりますが、その後成人してからの犯罪はおさまることが一般的です。表に暴力行動として出すことはないけれど、別の形で内在化し、精神障害化して表れてくるのが女の子には多いようです。

愛着を切って加害にまわる男の子

男の子は、やられっぱなしだった子どもが、児童期を過ぎ、思春期になるとやり返す力がついてきます。社会からも「やられたらやり返す」を求められていると感じることもあるかもしれません。今まで「親や教師や大人に好かれたい、認められたい」と思い、その期待にそうようにしてきたが、「親も大人も勝手なことをしているし、言うことを聞いていたっていいことがない、俺はもう大人だから認められなくてもやっていける」と、愛着を切るということです。切るというより、歪んだ愛着をもつのかもしれません。本当に愛情を切ってしまったら、人とつながれなくなるから生きてはいけないと思いますが、「少なくとも俺は大丈夫、一人でやっていける、誰にも認められなくてもいい」と思い込むわけです。誰かに認められたいと思っているうちは、めちゃくちゃなことはできません。親や先生の言うことを内在化していこうとしますが、「もうそれはいい」と思ってしまったら簡単です。それに、攻撃者への同一視が加わると、たぶん加害者の層にまわっていくのだと思います。

ずっとやられていたわけですから、やられているよりはやるほうにまわろうという決断です。それはよくあることです。例えば、お父さんが警察官で、お兄ちゃんたちがいて、小中はまじめに勉強を一所懸命にして、全部いい成績で、中間テストでは八〇点とか取っていたという少年がいました。彼は、お父さんにほめてもらおうと思って一所懸命にやってテストを見せたら、お父さんから「こんな中途半端な点は取るな。一〇〇点を取れ」と言われました。「もう一〇〇点は無理だ。勉強のほうで中途半端になるんだったら、俺は喧嘩のほうで中途半端じゃなくやってやる」と彼は思いました。この話を後で聞いたわけですが、どこかの時点で「やられるよりやるほうになる」という決断をしている人は結構います。

ＴＡＴ検査という絵を見て話を作る心理検査があり、そこに一六図版という、何も書いてない図版があります。その人の内面が色濃く現れます。その一六図版を見たとき、大きな事件を起こした中学生が「ある男が野原で昼寝をしていたら、雨が降ってきた。すごく激しい雨が降って、身体に当たって痛い、でも傘がない。『どうしようか』と考えて、『そうだ、雨になってしまえばいい』と思った。雨になった男は、痛みを感じることもなく、世界中を攻撃するほうになりました」という話を作りました。雨が降って、痛くてたまらない……被害です。お母さんから結構激しい体罰がありました。「痛くてたまらないけど、それを防ぐ傘はない」。だったら、やられるよりやるほうになってしまえばいいわけです。愛着を切ることと攻撃者へ同一視することが加害者にはあるというのはポイントです。

外在化障害と呼びます。これは男の子に多いです。感情を麻痺させていたけれど、やはりフツフツと湧いてくるのは怒りです。被害者の層にいるとき、案外怒りの感情はもっていません。なぜなら、親に好かれたいと思っていて、虐待する親に怒りを感じていたら矛盾するからです。自分が悪いんだと全部押さえ込みます。でも、愛着を切ったときに、ようやく怒ることができる。そこに、例えば、かわいがってくれる大人やいい友達関係とかがなく、逆に不良交友や、インターネットで「そういう悪いことをしてもいいんだ」「どこが悪いんだ」「みんなやってるじゃないか」というふうな情報を伝えるネットワークがあると、反社会的な価値観、態度、思考の歪みから、「大人だって勝手なことをしているから、俺だってやってやる」「性暴力の被害者はいやがってはいなかった。翌日、自分から来たじゃないか」「いずれやるんだから、俺がセックスを教えてやって、どこが悪いんだ」「俺は何をやっても許される」というように、低い自己評価が一気に特権意識や、「自分だけは何をやっても許される」という万能感に反転することがあります。その万能感が強ければ強いほど、自分勝手な行動をすることに近づきます。そうなると、怒りに燃えていて、暴力行動になる場合もあります。

暴力とか攻撃とは、実は楽しく、問題解決の方法としては、安易で、即時的で、大きな効果があります。

「妻に愛されたいと思っていても、愛されていないという不安の強い人が、とりあえず殴って言うことを聞かせる、セックスをする」というように、自分の欲求を即時的に一瞬でも押し通すには、とても有効な手段です。他の解決方法をもたない人たちです。

この暴力的な問題への対処方法が本人にとっていい結果をもたらしているときには、自分が変わろうとは思いません。そこが、加害者にアプローチするときに難しいところです。

自分の怒りもわからないし、人の気持ちも痛みもわからないのだから、何も問題だとは思っていません。「こんないいやり方はない」と思っています。自分から変わろうとは思わない。だけど、逮捕されたり、うまくいかなくなったときに、また被害者の層に反転します。「やっぱり俺はだめなんだ」「好かれるはずがない」と、他に暴力的解決方法以外の対処方法をもたないと、ここから抜けられません。そして、社会の暴力的な環境が、どんどん「やったもん勝ち」の状況を作り、そこで育っていく子どもたちが、またそういう暴力的環境に圧倒されていく、という悪循環になっていくと思います。

暴力とは何なのか、被害とは何なのか、加害とは何なのかということを考えて、暴力的対処、解決方法以外のものを、子どもたちに教えていく必要があるのです。

5

少年犯罪、その鏡に映るいくつものこと

これまでの〝歩み〟について

――藤岡先生のご専門は「非行・犯罪心理臨床」ということで、現在大阪大学の大学院で教鞭をとっておられます。大学院勤務以前は、少年院や少年鑑別所、刑務所で、「非行少年・受刑者の査定と処遇」をしてこられました。不勉強にも「非行臨床」という言葉を今回初めて知ったのですが、その非行臨床の実際について、現場での取り組みのお話を中心にうかがいたいと思います。まず、これまでの先生の歩み、またその内容についてお話しいただけますか。

藤岡淳子　大学院で心理学を学んでから法務省の矯正局に勤め、そこで二〇年間、心理技官といわれる職種と、少年院の法務教官、刑務所の刑務官をやってきました。心理技官というのは、少年鑑別

所に勤め、入ってきた少年に個別面接をしたり、集団テストの結果を出す、必要ならば知能検査やロールシャッハ・テストといった心理検査を行います。そして家庭裁判所が審判するために、この子はどうしてこんな非行をしたのかとか、どんな処遇をすればいいのかといった、鑑別結果通知書という報告書を裁判官宛に提出するのが仕事です。

心理技官の他に家庭裁判所の調査官も社会調査をやっていますが、家裁に係属した少年の全員が鑑別所に入るわけではなく、一部が鑑別所に入れられて鑑別を受け、平均して三週間ほどで審判を受けます。その間、鑑別所の心理技官が報告書をまとめ、家裁調査官も調査報告書をまとめて、それを参考に裁判官が決定を下すという流れになっていますが、技官としてそうしたアセスメントをやっていました。矯正職員はあちこち転勤するので、継続してではなく、トータルで六年くらいやったでしょうか。

もう一つは少年院の法務教官の仕事です。女子の少年院と男子の少年院の両方で勤務経験があります。女子少年院では、直接子どもたちの寮での勤務で、泊まりが五日に一度ほどありました。少年院では個別担任がいます。私は体育レクリエーション係長という立場で、体育を教えたり、外出に連れていったり、盆踊りや運動会を企画したり、個別担任として三人ほどの子どもを受け持っていました。

少年院では問題群別指導といって、例えば家族問題、薬物問題、性問題というようにテーマが決まっていて、テーマごとに指導をします。現在はもう少し発展形になっていますが、その当時は、薬物はこんなに怖いんだよということを、授業を中心として教えていました。今はグループワークのような話し合いが中心になって進化していますが、当時はそういう指導をしていました。

キャリアの一番最後が男子の少年院だったのですが、私のポストも上がっていて、現場というよりは教育調査官という立場でした。入ってきた子ども全員に面接をし、特に性暴力などで入ってきた少年には週に一回定期的に面接をして、個別の性教育プログラムを作って取り組みをしたり、先ほどの問題群別指導の発展形でグループワークをしたりしました。性犯罪を犯した子のグループワーク、窃盗をした子のグループワーク、薬物をやった子のグループワークという取り組みを、当時新たな内容で初めて行ったのです。

少年院では、子どもたちがプライベートな話し合いをすることに対して抵抗感が強くて、施設内では個人的な話題については一切話してはいけないという決まりになっています。ですから、事件のことを話させるのはどうかという声が強くて、ずっと取り組んでいなかったのです。そういう意味では、刑務所のほうが早くからそういう指導が始まっているのですが、少年院でも、「話すときには職員の目の前できちんと話させて、必要なことを伝えていこう」という当時の院長の支持を得て、企画立案し、立ち上げ、実践して、他の職員にやり方を教えていく——そういうことをやっていました。

それからもう一つの仕事が広報です。見学者の相手ですね。その頃、少年院が結構脚光を浴びていたのでマスコミ取材などもあり、その対応です。そういった二つの役割、専門的な心理治療的な教育のスーパービジョンと広報担当を、少年院ではやっていました。

私が勤めたのは両方とも一般的な少年院で、精神障害があるような子どもがいるところではありません。鑑別所だとたくさんの非行少年に会うことができます。少年院に来るのはそのなかの三割程度です。家裁に行くのがごく一部で、その中のさらにごく一部が少年院に来るわけですから、少年院にくる子どもたちはそれだけでかなりの〝選りすぐり〟であって、非行少年の中でもかなり特別な子どもたちになると思います。鑑別所ではいろいろな男の子、女の子に会うことができましたし、少年院の中では典型的な非行少年たちと会ってきました。少年院に勤務したのは延べ四年です。

それから刑務所に勤務していたこともあります。そこでの仕事は二つの種類に分かれます。私はもともと心理職なのですが、なぜか教育関係の仕事も多くなっていって、女子の刑務所と、少年刑務所――少年刑務所と名前がついていますが、少年と言っても二六歳までの受刑者がいる青年刑務所です――、それから府中刑務所でも勤務しました。府中刑務所はヤクザのおじさんたちもいる〝ザ・刑務所〟と言ったらいいでしょうか、日本で一番大きい、暴力団関係者も入っている犯罪性の高い人たち用の刑務所です。合わせて三ヵ所で勤務しました。

女子の刑務所と府中刑務所では分類処遇といって、入ってきた受刑者に個別面接をして、鑑別所に近いのですが、心理的な評価をして、どんな作業につけるか、どんな教育を受けさせるかというような、処遇プランを作るポストの責任者をしていました。それと同時に心理の職員として心理教育的な働きかけをするということを強く求められていましたし、私も好きなので、府中刑務所でも薬物のグループワークをやって治療教育をしたり、といったことも行っていました。

川越少年刑務所では心理職ではなく、教育の上席統括矯正処遇官というポストにいたのですが、受刑者の処遇に一番関わっていた時期です。川越少年刑務所は教育や処遇を推進している伝統ある施設なのです。ＹＡといって、若くて比較的犯罪性の低い人たちが入っているので、職員も熱心で、処遇類型別指導と言って、覚せい剤乱用者、シンナー乱用者、性犯罪者、知的にやや苦しい人たち、非社会性の高い人たち、というようにいくつかのグループに分けて、それぞれの問題について教えたり話し合いをしたり、責任者として企画、指導、職員研修でのスーパービジョンなどをやっていました。刑務所は合わせて七年になります。刑務所が一番長いですね。他に二年ほど、本省で広報担当をやっていました。

現在の勤務先である大阪大学の大学院に移って四年になるのですが、いま取り組んでいるのは、一つは児童相談所や児童自立支援施設と連携して、男の子の性暴力の治療プログラムを始め、面接をしたり、職員にスーパービジョンをしています。個人的にも成人の性犯罪の加害者に面接をしています。もう一つは女の子の非行に対し、女性の生き方講座のようなものを作って、まだそれは企画段階で、これから種をまいていくのですが、夏ぐらいにはグループワークをやりたいなと考えています。

それからNPO法人「被害者加害者対話支援センター」の活動をしています。そんなに数は多くはないのですが、被害者の人に会ったり加害者の人に会ったりしています。この三つに今取り組んでいるところです。

――少年院などの現場を離れたということには、何か理由があるのですか。

藤岡　もう次のポストは施設長なのです。すると現場ではなくなります。管理職もいいかな、とも思ったのですが、一、二年で転々とします。転勤するのにも疲れたし、窮屈だったし、まあいろいろな理由が重なったことと、たまたまポストがあったことで、これが最後の転機かなと思いました。それから現場にいたとき、『非行少年の被害と加害』（誠信書房）という本を出したのですが、あの本を出したとき、こうなることは見えていたんだな、と後になって感じました。書いていた当時はそんな気はなかったのですけれどもね。

再犯の問題

——次はきわめて素朴な疑問といいますか、普段から感じてきたことについてお尋ねします。少年の重大事件の後、必ず起きてくるのが、少年院などの教育でどれだけ更生できるのかという声ですね。再犯の問題です。そうした問いかけには、当然、更生教育不信感が込められているわけですが、それに対してはどうお答えになられますか。

藤岡　日本の少年院の出院者の再犯率は三〇％ほどであると、法務総合研究所の研究で出ています。三割を高いと考えるか低いと考えるかなのですが、先ほどお話ししたように、家庭裁判所で扱う大変な数の非行少年の、そのごく一部が少年鑑別所に入り、さらにその一部が少年院に来る。全体からすると四〜五％です。今は増えてきて六％くらいになっていますが、非行少年の選りすぐりの人たちが入ってきて、半年から一年間生活をして、それで三割しか再入しないというのは、ある意味ではみんな結構よくなるんだな、と私は思っています。

全世界的に見て、非行が一番多いのは一〇代後半から二〇代前半の若い男性で、その八〜九割は、それ以後、大人になったらもうしないのです。それ以降も犯罪に手を染めるからにはさまざまな負因があると思います。生物学的な負因もありますし、家庭環境の負因もあります。スタートダッシュで出遅れると、どこまで行っても離されてしまうという人たちは、やはり実際にはいるのです。また、非行がすべてなくなるなどということも、ありえないことですね。

そうすると何らかの働きかけをして、そのことによって重大犯罪を起こさないようになるとか、再犯期間が延びるとか、犯行態様が暴力的ではなくなるとか、それでなかなかいいんじゃないか、と私は思っています。

アメリカなどの治療プログラムの再犯防止率は、平均して一二%くらいではなかったでしょうか。多くて一五%、すごくいいプログラムで三割ですね。それもまた低いといえば低いかもしれませんが、やらないよりはそれだけ再犯率が減るわけです。一〇%下げることができれば、一人の加害者は何十人という被害者を出しますし、性犯罪であれば一人の加害者が何百人という被害者を出しますので、ずいぶん違うわけです。

今はエビデンスベーストといって、どんな処遇をしたら再犯率がどれくらい減ったかということをきっちりと出さないと、予算もまわってきませんし、本人たちがよかったと言っているだけの主観的な評価では自己満足に終わってしまいます。ただ、そうした統計などに引っかかってこないものがたくさんある、そう考えている人たちが熱心に治療をやっていると思います。

それこそ、どんなにやっても、先ほどお話ししたように再犯期間が伸びたり、犯行態様がよくなっていたりしても再犯すれば一律失敗として計上されてしまいますし、プログラムのどんな内容が実際の犯行行為を減らすのか、という点についてもまだよくわかっていません。一番大きいのは、非行や犯罪が個人の問題だけではなく、出た後の状況や環境との関わりのなかで起こるという問題で、状況まではなかなか関与できないわけです。ケースワークは大事ですし、やりますが、でも状況まで十分に統制することは困難です。

――社会不安は、情報が少なかったり、あるいは不正確な情報に偏っていたりするところで起きることが多いですね。そのことを考えると、今お話していただいた点について、社会的にアナウンスすることがもっと必要なのではないかと感じます。厳罰化や少年法の年齢引き下げが言われる今だからこそ、正確な内情がもっと知られていいのではないかと考えるのですが、いかがですか。

藤岡　言っている人は言っているのではないかと思うのですが、一般的には考えるのが面倒なのでしょうね。やはり簡単に白黒つくほうが楽なのではないですか。マスコミでさえそういう傾向がありますからね。

――先ほどのエビデンスベーストですか、ある種の成果主義ですね、はっきりとした形に現れる根拠で示す。いま、教育でも医療（特に精神医療）でもそうなのですが、成果をはっきりと出すことが求められる時代になっています。ところが人と関わる職業というのは、結果が形になってはっきりと現れるまで時間がかかったり、今おっしゃったように、変化はあるけれども結果としてはカウントされないことということのはたくさんありますね。

藤岡　そうですね、プロセス自体が大事だということですね。

――はい。こうした傾向というのは、実践そのものを痩せ細ったものにしていく、形骸化させていくという気がするのですが、いかがですか。

藤岡　もちろんプロセスは大事なのですが、個人的には潔さのようなものも必要だと考えていて、特に公務員で税金を使って処遇を決めるときに、国家全体の運営の問題もありますし、それをどこまで有効に使っているのかという問題もあります。自分たちだけでよかったよかったと言っていても仕方がないので、むしろきっちりとエビデンスを出して、よくなかったところを直していって、一定の成果をあげていく方向で努力するというのが、やはり必要なのではないかと考えています。

更生にとって必要なこと

――次はいわゆる一般的に更生といわれる問題についてお聞きします。一人ひとり抱えもっている事情や実態は違いますから、一般論として、更生とはかくあるものだ、とはなかなか言いがたいところがあるかとは思うのですが、具体的にこれまで関わってこられた中で、この子はもう大丈夫かな、とか、もう少し時間がかかるかなと感じるところがあるのではないかと思うのですね。その点、お話いただけませんか。

藤岡　たしかに感じるところはありますね。よほど状況が悪く重ならなければ何とかなるな、と思う子と、もう一回戻ってくるな、と感じる場合とはありますね。どうしてそう感じるのでしょうね。一つは、正直で、人を信用できるようになっているかどうかが大事ですね。非行や犯罪をする人たちは、自分と人への嘘がすごく多いと思います。その正直さというものには、自分の気持ちを率直に認めるということも入っているのですが、自分の気持ちがわかり、それを認めることができ、人に伝える言葉をもっている。しかも伝えるだけ相手を信用していて、困ったときには助けを求めるけれども、でもできるだけ自分でやってみようとするだけのものをもっている。つまり自分をしっかりもつことができて、人とのつながりをもてるようになれば、もう大丈夫だと思いますね。そうなれば、たとえできないことがあっても、誰かが助けてくれるし、その子も頑張れますから。

非行や犯罪というのは、結局、個人と社会との関わりの問題なので、しっかりした自分をもてて、人とのコミュニケーションの力があれば肯定的な関係ができてきます。やはり裏街道を行くよりは、お日様のもとで堂々と人に認められたいという気持ちは誰にでもあるので、自分ができて人とつながれると、何とかなっていくかなという感じですね。

生き直しの生活と金銭管理

――とてもよくわかるお話だと思います。更生とか贖罪感情をもつようになるという問題は、私にとって最も重要な問題です。以前、栃木県のある更生施設に取材に行ったことがあります。青年の軽度発達障害の人たちの施設で、触法の人、精神科の病院から戻ってきた人、他の施設や地域では暮らすことのできなくなった人たちが対象となっています。社会への再挑戦の最後の場所、といった感じなのですが、そこでの取り組みのなかでいくつかポイントがあるなと感じました。

その一つが、所持品や作業で使用する道具他、すべて自己管理に任されているということでした。その最たるものがお金の管理で、月々に支給されるお金の一切を自分で管理して、日用品として必要なものを購入したり、遠足などで外出したりするときの食事やおやつも、すべて自分でまかなうということをやっていたのです。自分で扱うお金の管理がどこまでできるか、ということはすごく大事なことだなと感じたのです。

社会に戻ったとき、お金の管理というのは、自分の生活をどう計画し、作っていくか。仲間から貸してくれとか言われたときに、どう守ることができるか。生活していく力に直結し、それを根柢で支えるものではないかということですね。私は養護学校の教員だったわけですが、こうした取り組みはまったくと言っていいほどなされていなくて、これは盲点だったなと感じたのです。生活が崩れていくときというのは、多かれ少なかれ金銭が絡んでいるような気がするのですが、いかがですか。

藤岡　お金の管理を自分でさせるということは、施設ではなかなかできないことの一つですね。少年院や刑務所の弱点の一つです。お金は全部預けてしまいますし、中では使えません。多少は使えますけれどもね。作業労働をしてお金を稼ぐシステムもないですし、特に刑務所ですと大変にコントロールされています。そうした一人ひとりの金銭の管理まで組織が行うのは、大変な無駄といいますか、労力がかかります。会計課というところは、他人のお金の計算と物の管理とで、仕事の大半が終わっていくわけです。あれはとても無駄だと思いますね。

おっしゃったように、たしかにお金でつまずく人もいます。例えば、施設には入っていないのですが、性犯罪で有罪判決を受けて、執行猶予がつき、社会で暮らしながら私のところに通っていた人がいます。その人はアルコール依存の問題があって、性暴力の問題がその奥にあります。もう三〇代ですが、何とかそこでブレーキを踏んでいったんハンドルを切って、やっと働けるようになったのです。それまで自分で働いて自活したことがなくて、ちょっと働いてお金がたまるとお酒を飲んだり、全部パッと使ってしまう。

アルコールと性暴力がコントロールできるようになり、残っている問題は過食とお金の使い過ぎです。そのことを何とか自分でコントロールできるようにしようとしているのです。でも働けるようになったのは、本人にとってはものすごく大きいのですね。そのことによって、時間のコントロールができるようになってきているわけですし、きついけれども自活できる収入ができて、最後の仕上げをしているところなわけです。こんなふうに本人が苦労しているケースはたくさんあって、自分で何とかしよう、これが大事だ、と思い始めることが大切な気がします。

それから、非行少年といわれる子どもたちと話をしているときに、お金の話題が出ることがありますね。例えば薬物のグループをやっていたとき、出た後の生活について話したことがあります。出た後の心配事が何かという話題になり、実は借金が何百万円あって、それを返すためにとりあえずホストをやって、借金を返してから普通に働こうかと思っている、と誰かが言い出すとしますね。するとグループによっては半数近い人が、ホストをやったことがあったりするのですね。「ホストっていいように見えるけど、そんなに稼ぎはないぞ」とか、「新宿だと、暴力団が入っていて危ないぞ」とか、そして稼ぎがいくらいくらで、どのくらい使って、というような話がみんなから出てくるわけです。

私も、いくらくらいの収入があって、そのなかで家を建てて、実は今何百万円ローンがあって、毎月これだけ返しているんだ、そういうことを伝えることもありますね。彼らの場合はマイナスからの出発だけれども、一気に返そうとするよりもこうやって、計画を立てて返していったほうがいい、ということを言う子がいたり、他の子は、とにかく家を買って借金作って、返していくということを励みに、自分は仕事を続けるつもりだとか、そんな感じで話題になることはあります。

――先ほど、最終的には自分と人をどこまで信用できるか、それがポイントとなるというお話がありました。お金というものは人間の本性をよく現すところで、そこでまた人の裏切りだとか人間関係の破綻にぶつかるというケースは結構多いと思うのです。自分と人をどこまで信じるか、ということが試されるといいますか。

藤岡　そんなふうに信じてはいけない人を信じてしまうというのは、今言った〝信じる〟とは違うと思うのです。信じるべき人を信じなくて、信じてはいけない人たちを信じるわけです。もちろん、ものすごく言葉巧みで、だますことを目的に近づいてくる人にだまされることはあります。けれども、どこかでうまくいったらいいと安易に考えているとか、こうやったら一攫千金だなとか、濡れ手に泡のようなことを思っている。女の子でも、厳しいことを言ってくれるちゃんとした人にはついていかずに、お前かわいいよ、愛しているよと言っているヤクザな男についていってしまう。よくあるケースですね。

基本的な信頼関係ができていなくて、自己評価が非常に低いと、優しくて無責任な人を信じてしまうのです。人と自分を信じる、とは、そういった相手の見極め方も入ってくると思うのです。

――なるほど、そうですね。自分を信頼するということは、見極める自分への信頼ということであるわけで、それは逆に言えば、言い訳をしない、人のせいにしないということも含まれるわけですからね。

非行・犯罪と診断名

――次の質問です。今少年の重大事件が起きると、ほとんどと言っていいほど精神鑑定にまわされ、そして診断名がつけられます。そして診断名は社会的な情報としてアピールされていくという面がありますね。一般論として、少年事件と診断についてはどんなふうに考えておられますか。

藤岡　お医者さんは「腐っても医者」ですから（笑）、やはり司法試験合格と医師免許は、なんと言っても強いのです。優秀な方がそろっていますし、組織もきっちりとできていますし、世間の信用もあって、しかも自由に動けます。発言も比較的自由ですね。しかし非行臨床をやっている人たちは普通の公務員です。家裁の調査官とか鑑別所の技官とか、内情を詳しく知っている人はたくさんいますが、組織の一員としては、公務員の守秘義務もありますし、表に向かっては発言できないわけです。そういう意味では、社会的なアピールという点について言えば、お医者さんが一番適任なのではないでしょうか。

しかし、お医者さんは基本的には精神障害があるあるいは疑われる犯罪者しか見ていません。そして、犯罪者の中で精神障害がある人は非常に限られたごく一部です。そして病気から非行・犯罪を見ますから――人間から非行・犯罪を見ることができるお医者さんももちろんいますが――、自分の知っている狭い尺度と知識で測ろうとして、そこにすべて押し込めていく人もいないわけではないですね。司法の一システムとして精神鑑定があるわけですが、時にはあのような精神鑑定の結果であれば、調査官や技官が出す少年調査記録と鑑別結果の通知書を合わせたほうが、少年の本質に迫っていることとはままあると思います。ただしそれは外へ出せません。

狭義の精神障害があれば、薬や医療で大きく改善されます。被害妄想など精神症状の副作用として の暴力行為や非行・犯罪というものはあります。それはシロウトにも比較的はっきりとわかりますし、薬を与えれば落ち着いてしまいますね。けれども最近問題になっているのは、症状がはっきりとあるわけではないけれども、犯行態様などが一般常識からは理解しがたい、あるいは理解したくないという人たちが精神科医にまわされ、DSMがあり、医者は何か言わなければならないという状況があり、そして一般の人たちも、彼らは自分たちとは違う人間だと思いたいという状況があって、精神障害のどこかのカテゴリーにあてはめておけば、とりあえず安心するということでしょうか。

しかし何かレッテルを貼りつけたからと言って、医療で手が打てるわけではないのです。一種の安心料のようなもので、お医者さんも本当のところを言うと、自分のところにまわってきたら何か診断名をつけなければいけないわけですね。仕方がないので反社会性パーソナリティ障害のような名前をつけている。そんな面がまずはあるんじゃないでしょうか。

〝心の壁〟とその向こうにあるもの

——診断のなかで、最近特に目につく診断名が広汎性発達障害やアスペルガー症候群ですね。そしてそこから派生して、子どもたち全体の社会性の弱さやコミュニケーション能力の弱さが指摘されます(もう一つのブームとして、子どもの脳が「危ない」とか、ゲームで「汚染されている」という論議もありますが、それに対する批判はここではおきます）。先生の目から、ここ五年、一〇年ほどの非行少年たちをご覧になって、このコミュニケーション能力に問題あり、と感じられるようなケースはやはり増えているという感じですか。

藤岡　増えていると言っていいでしょうね。社会も家庭も大きく変わってきています。例えば非行のあり方でも、三〇年以上前のことは、私も現に見たわけではありませんが、想像するに、社会全体が貧しくて、戦争も終わったばかりで、貧困多子家庭の、でも根はまともな子どもたちの非行だったわけですね。今は食べるには困らないけれども、家庭の中でのコミュニケーションに問題があったり、家庭のなかで役割や責任を負わせるということはできているのかなと思うことが多いのです。

例えば、何人もの性暴力加害者に会っていますが、一見外から見た家族状況には何の問題もないのです。両親はそろっていますし、父親はちゃんとした企業に勤めている。本人も知的には高いけれども、精神科医からはアスペルガーの疑いといわれるようなコミュニケーション能力の乏しさがみられる。こうしたケースが増えているような気がします。

家族によって状況はとても違うのですが、勉強、勉強で、知的なことがとても強調され、気持ちの問題は軽視されがちですね。また、両親自身にも気持ちの通い合いがなくて、家の中ではほとんど会話がない。成績さえよければよい。パソコンは家にありますから、いくらでもアダルトサイトにのめり込むことができる。抗議しても自分の言い分は通らないことが多い。話し合いが調整にならなくて、いい子でいることだけが期待されている。

実際、表向きはいい子なんだけれども、中学生になっても他人のことを考えていない子というのは結構いるのです。悪い子じゃないし、教えればわかるのに、人が困っていても知らん顔なのです。一つひとつ取り上げて、具体的に言わないと周りはわからないよ、こういうふうに行動しないと自分も人も困るよ、と教えていくことが必要なのですね。たしかにアスペルガーの疑い、といわれる面がなくはないけれども、それ以上に、身につけるべき社会性や情緒性のしつけ、といったものを身につけていない、そういうことができていない家族やそういう子は増えているような気がしますね。

気持ちの伝え合いのできない家族、本音の言えない家族、これは外から見ただけではわかりませんね。どこの家でも葛藤は必ずあるし、両親の意見が食い違って言い争いになることもあるでしょう。でも調整しながら、言い争いの後はまたもとの関係に戻って進んでいく。そういうものではないですか。そういった葛藤を言葉にして、喧嘩して、調整して、自分の気持ちや人の気持ち、自分の視点や人の視点、そういうものを理解していく。たぶん、それができない家族や社会になりつつあるのではないかと思うのです。逆に言えば、子どもにとってはその仕組みが大事だという考えが、私の中にあるのだと思いますね。

私が見てきた多くの子は本音や気持ちを言わない。もともと言えない子どもたちだし、コミュニケーションを信じていないから話さない。人の気持ちもまったくわからなくなっている。そういう家族状況のなかで早い時期に心の壁を作っていますから、自分のなかに壁があることさえもわからなくなっている。薬物とかギャンブル依存とか、アディクション系の人たちとも共通する問題点だと思いますが、そうした子に対してアスペルガーと診断して、診断がつけば「一件落着」にして、何か解決するんだろうか、いつもそう感じますね。

——親や大人に心の壁を作るというのは、思春期が始まる頃からみられる傾向だと思うのですが、それとはまた異なる性質の心の壁ですか。

藤岡　もっと早い時期ですね。幼児期から小学生の時期ですね。

——そんなに早くからですか？　……うーん。それは自分を守るための、ギリギリのものなのでしょうね。

藤岡　そうです。言っても無駄だし、ならば言わない。身体自体が、見ない、聞かない、感じない。

——虐待を受けた子の心の状態と似ていますね。ある種の解離的な状態でしょうか。

藤岡　解離になっている子もたくさんいますけれども、解離は自分では気がつきませんね。視野狭窄のような感じですね。それはベタに言ってしまうと、要するに自己チューなんですよ。他の人のことを考えても無駄だから、自分ことだけを考えていればいい、自分が怒られるか怒られないかだけが問題というような。

——ちょっとこれは他人事ではないですね。

藤岡　いや、そうだと思いますよ。家族構造自体が壊れているような、昔ながらのある意味わかりやすい非行少年とは違った、外目にはちゃんとしているし、社会経済的にもちゃんとしているけれども、家庭内でのコミュニケーションはまったくないという家族の機能に問題があるということで、だからこそ非行少年も変わってきているのだと思いますね。

——対応もとても難しくなっているのでしょうね。

藤岡　でも、じっくり聞いていって子どもが自分の気持ちを話せるようになると、子どもは結構可塑性があるので変わってくるのです。児童期はそんな状態だったとしても、思春期になって自分の気持ちを言葉にしていくという訓練をしていくと、そちらのほうが楽しいわけですから、変わってくるのですよ。心の壁を作って誰にも本音を言わない、人と触れ合うことがないというのは、生きている感じがしないわけですよ、やっぱり。友達もできないし、彼女もできない。形としては、一応はできるんだけれど気持ちは話せない。

それから子どもが変わると、親が変わることもよくあるのです。出た後の再犯を防ぐという意味では、親への働きかけがすごく大事なので、施設内で子どもに今どんな働きかけをやっているかとか、本人はどんな気持ちでいるかとか、出た後にこんなところに気をつけてくださいと働きかけていくと、親のほうも、もともとは考え方は歪んでいないし、健康な部分もたくさんあるので、親がちょっと変わるだけで子どもが変わることも多いのです。

大人は世間での勝ち負け勝負にさらされていますから大変なんでしょうね。家庭のなかでも、女の人も自分の権利とか言い出して、役割が混乱していますね。女の人も、やる気も能力もあるのに、家庭の中に押し込められていると不満もたまるし、どうやって本音でぶつかってそれを調整していくかということがわからない。疲れてしまってやれなくなっているのかもしれませんけれどもね。私は男の人たちがあんなに働きすぎているのは問題だと思いますね。本省にいたとき、男の人たちが毎晩一〇時、一一時まで働いて、しかも法務省というところは上からの一方的な関係ですし、たぶん一般の会社も多かれ少なかれそうですね。上に昇っていくためには、余計なことは言ってはいけないわけでしょう。生意気で、わけのわからない反応は、たしかに秩序を壊しますけれども、まともな疑問まで率直に口に出せなくなったら、いろいろとおかしいことが起こってきますよね。世の中にはそういうことがたくさんあって、しようがないかなと思うときもありますけれども、女性はヒエラルキーから外れていますから、わりと言いやすいのかもしれませんね。若いときも言いやすいという場合もありますが、でも男の人は若いときにはいろいろと言っていても、見事にみんな飼いならされていきますからね。それに外れたところで言っている人は、言っていることも外れている感じがしてくる人が多いような気もしますしね。

――私も業界ルールとか、ヒエラルキーのなかで周囲の顔色をうかがってということが、まったくだめなのですね。自由にものが言えないくらいなら、多少干されても、勝手な場所にいたいですね。でも、たしかに下手をするとだんだん相手にされなくなっていきますから、気をつけないといけないとは思っていますが（笑）。

家族問題と本人のメンタリティ

――寝屋川事件に話題を移します。やや乱暴な問いになりますが、あの事件の最大ポイントは何だとお感じですか。

藤岡　一言では言えないのですが、アスペルガー一辺倒で裁判が進み、そして誰も触れたがらないけれども、やはり家族のことをきっちりと知りたいという気持ちが、私にはあります。ご両親がそろっていて、お姉さんたちはいい大学に行っていて、一見問題のない家族ですね。たしかにアスペルガーという問題はあると思いますし、そのことで親の責任も軽くなります。最初の鑑定では、鑑定医もアスペルガーのことしか鑑定書には書いていませんでしたが、でも私は、アスペルガーだけではあそこまではいかないと思うのです。家族機能の中に、何らかの本音のコミュニケーションのできなさ、あるいは知的なものと感情的なものや本能的なものとの、しっくりいかなさという問題があるのではないか、と私は思っています。

たしか小学校低学年頃だったと思いますが、彼は不登校とかいじめにあっていますね。しかもアスペルガー的な下敷きがあったとしたら、本人はとても大変だと思います。人との関わり方がどんどん下手になっていくわけですし、たとえ勉強ができたとしても友達もできない。勉強だけで自分をガードしていくという手もありますが、どんどん一人になっていきますね。それは結局自分が満たされない感じを強く作ります。

もう一つ鑑定書には、自分がやるかやられるかというファンタジーがものすごく強い、ということが書いてありましたし、実際そうだと思うのです。ロールシャッハ・テストを見たのですが、自己毀損感とか自分が圧迫されていたり、潰されたり、血を吹きだすというイメージが非常にたくさん出ていました。彼は基本的には、もう壊れそうな、切羽詰まった感じのほうだったと思います。

でも、それは反転するのです。自分が危ないと強く感じる子は、ほとんどがナイフを持ち始めます。ナイフを持ち出すことは非行の象徴だと思われていますが、たいていの子は不安でしょうがないからナイフを持つのです。護身用だ、自分を守るためだ、と彼は思っているのです。でも、そうなるとすごく危ないことになるのです。そのときに彼の追い詰められた感じとか、追い詰められるに至った人とのコミュニケーションのとれなさとか、それをアスペルガーの問題だと言ってしまえばそうなのかもしれませんが、それをもっと丁寧に解きほぐしていって、どうサポートすればいいのかとか、その辺のことをやらないと、変わらないのではないかと私は考えています。

自己毀損感が大変強かったですから、自分でもどうにもならなくなって、彼は人に助けを求めにいきましたね。女性の精神科医に泣きついたりしていますが、そうやって悩んでいる子というのは、まだ手の施しようがあるのです。どこかで人に頼りたいとか信じたいという気持ちが彼は強くて、いくらでも手の打ちようがあったなと思うのです。そういう意味ではサポート体制はどうだったのか。彼が追い詰められたときに、適切に支援の手を差し伸べられなかった家族の状況がなかったかどうか。誰を責めるということではないのですが、その状況をしっかりと押さえる必要があると思っています。

お父さんもお母さんも普通の人ですよね。みんな普通の人なんですよ。何が特に悪いというわけではなく、子どものためによかれと思っているんだけれども、どこかでズレてしまっていることがたくさんあるのです。

なぜ学校の教師だったのか

――そこまで本人が追い込まれているのに、気づかれにくかったというのが、アスペルガーの子たちのもつ特徴だとは言えませんか。あるいは逆に、人との関わりの弱さ、ちょっとしたことで（定型者から見れば、ということになりますが）もってしまう強い被害感情、そのことを長い間忘れずにいる固執性。空想世界やファンタジーにのめり込むあり方。彼らのそうした特徴に早くから気づいてそれなりの対応がいくらかでもできていれば、あそこまで追い込まれることはなかったのではないか。「もしこうしていれば」から始める議論の空しさを承知でお聞きしますが。

藤岡　アスペルガーでなくても、早い時期に心の壁を作ってしまっていると、ほとんど気づかれないですね。親を相手にしていませんし、頼っていません。彼の場合もその可能性があるのではないかと思います。病院で知り合った女の子にすごくべったりとなっていきますね。もちろん年齢からすれば異性への関心が出るのは当然なのですが、事件の前に、これまでいじめられていたことをお母さんに泣いて訴えたことがあって、それで慰められていますね。お母さんが、気がつかなかった、ごめんなさいと言った、というようなことです。だから最初は、そんなに家庭環境は悪くないじゃない、あれ？　と思ったのですが、ところがそれは、ずっとそういうことをしたことがなくて、彼女にそうしたらどうかと言われて、やっと初めてそうしたという話なのですね。

そうすると、そこで親にはもう攻撃は向けられなくなるわけです。自分で何とかするしかないですね。どうして親に行かなかったのか、ということも、実はもう一つのポイントです。それからどうして攻撃の対象が学校の先生だったのかということも。

それから彼は学校に行ったとき子どもを目にしているけれども、刺そうかどうしようか迷って、子どもを刺したら卑怯者だといわれるからとか、そう考えて攻撃の対象から除いたということになっていますね。鑑定では、それもアスペルガー特有の硬い思考だというふうに書かれていましたが、先生を攻撃するときには、その奥に依存する感情があることが多い。そのことも考えなければならないことの一つです。

先生を刺した少年の話を聞いたことがあるのですが、先生に文句があって学校に行ったら——彼は包丁を持って行っているのですが——、先生が、何しにきたんだ、帰れ、とタバコをふかしながら言った。その子は軽い知的障害があり、なんでそんなことを言うんだというように言いたかったけど、ちゃんと先生に伝わるようには言えなくて、結局、黙って刺した。先生を刺すというのは、非常に自分勝手で歪んだ意味づけではありますが、本人なりには意味があるので、助けてほしいのに助けてくれなかった。そういうことなのではないでしょうか。行動を変化させるためには、本人なりのその行動の意味を知るというのは大切なことです。

寝屋川事件の場合でも、彼は大学受験検定も受かり、知的なもので人生を達成するということを家族からも期待されていたし、本人もそうしようと考えていましたね。学校や先生というのは、その象徴です。依存と権威と、自分を認めてくれるものと、否定するものと、それが一緒くたになっている存在だと思います。先生は大変だとは思いますが、社会や大人の象徴なのですね。家族に攻撃を向けることができなかったら、次に向かうのは当然先生です。不特定多数に攻撃が向くか、何か特定のものに向くか、また違うと思いますが、彼は先生に向いたのだと思います。子どもを刺す気は、やはり最初からなかったのだと思いますね。結果としてはもとの担任の、いじめられたときに助けてくれなかった先生ではなかったですが、やはり先生だったのですね。

小さいときのいじめをなんで今頃になって思い出すのか、とみなさんは思われるかもしれないけれども、彼にとっては何かの象徴だった。友達とうまくやれないこととか、自分がとても追い詰められていることとか、それを守ってほしいのに守ってくれなかった大人とか先生とか。そういう意味というのは、私はあると思うのです。でも、そういうことは一切洗い出されていないのです。とにかくただアスペルガー、以上終わりという感じです。それはおかしいと思うのです。彼のその独特の意味づけのなかで、アスペルガーという障害がどんな役割を果たしたのかという問題は、たしかにありうるとは思います。

でも精神科のお医者さんにそんなことを求めるほうが無理かな、とも思います。鑑定は診断ですからね。しかし、彼を教育しようと思えば、あるいは働きかけをしようと考えるのであれば、その意味を解きほぐすことが大事になってくるのだと思うのです。意味と、どうしてそういうように考えるようになったのかという過程ですね。

――親や家族から精神的に離脱（自立）していくためには、どこかで反抗する時期が必要ですね。ところが、家族が難しく作用してしまった、といいますか、親に自分の攻撃的感情や反抗的感情をぶつけることのできない状況になってしまった。

藤岡　そうだと思いますね。お姉さんのこともありますし、本当にぶつけるだけの信頼感がどこまであったのか。自由にさせられていれば、それはそれで楽なところがあります。勉強さえしていればいいわけです。友達ができなかったわけですが、家族のなかできちんとコミュニケーションを学んでいないと、友達はできにくいですよね。そこにアスペルガーもまた関係するのかもしれませんが、本音で話すことができるかどうか、相手の気持ちや意見を聞くことができるかとか、それができないと友達ともぶつかることができませんね。ぶつかれないいんですよ。

どこにもぶつかれない子が最後にドカンときてしまった。そんな感じがしますね。もちろん親が悪いわけではない。親だって一所懸命やったわけですしね。一般論として、だいたいそういうときには、父親が頼りないことが多いのです。仕事が忙しいか、家族から逃げているか、あるいは家族の中での存在感が薄いか。お母さんは子育てが大変で、しかも仕事ももっていて、それでも子どもに関わるのはお母さんなのですね。でも、お母さんが安定できるのは、お父さんがしっかりしているからです。ところが、夫婦間のコミュニケーションがしっかりしていなかったり、お父さんが頼りなかったりすると、お母さんはすごく大変だと思います。性暴力をやる子の親も、なぜか見事に寝室が別ですよ。

――頼りなく存在の薄い父親、寝室が別……。ちょっと困ったなあ、他人事ではないなという感じです。

藤岡　私は機会があると聞いているのですが、寝室が別という夫婦は最近本当に多いようですね。

加害者家族の心理と行動

――寝室が別というのは、夫のほうが寝室から追い出されるケースが多いような気がするのですが……。うーん、話題を変えましょう（笑）。藤岡先生は、被害者救済といいますか、加害者との対話による被害者支援にも取り組んでおられますね。被害者をどうサポートするのかという問題はやっと始まったばかりであり、それは大変重要な取り組みだと思います。その一方、私が前回の『自閉症裁判』の取材を通して感じてきたことは、加害者家族のほうも、大変に大きな傷を受けているということでした。被害者の側からすれば、自分たちはまともなサポートを受けていない、自分たちの受けたダメージに比べれば加害者家族の苦しみは取るに足らないと感じられるでしょう。そうした感情に異論を述べるつもりはまったくありません。

ただ社会として、加害者家族がどんな状況に置かれることになるのか、その後どんな人生を歩むことになるのか、今、そうした問題はほとんど手つかずの状態ですね。それも今回少しずつ考えていきたいことの一つなのです。あまりにも知らなすぎるのではないか。手厚いサポートを、とは言いませんが、先ほど先生から、家族が変われば本人も変わるというお話がありましたが、本人の更生のためにも、家族もろとも鞭打つだけでいいのだろうか。

今回、取材を進める中で、これは知りたいと感じたことがいくつかありました。住まいのあった場所に行ってみたのですが、家は取り壊され、更地になって売りに出されていました。父親は職場を変えていないと聞きましたが、やはりもとの場所で住み続けることができないのでしょうね。一般論で結構ですので、事件後の加害者家族の心理といいますか、その問題についてはいかがですか。

藤岡　大きな事件を起こした少年の親は、案外、すぐには仕事を変えたり家を変えたりしていないのですよ。周りの人はよくいられるわね、というのだけれども、なかなか変えませんね。どうしてかな。実際問題として、他に行きようがない、今まで築き上げたものを手放したくないということなのでしょうか。一からやり直せばいいじゃないかと周りは思うかもしれないけれども、それは大変なことですよね。本人たちにしてみれば、子どものことだけでも大変なのに、お金もかかるわけですし、転居して一からやり直すというのは大きな負担ですよね。

地方で、農家など地域に根ざした生活をしている場合には、土地をもっていたり、それまで土地の血縁のなかで生きてきましたし、移りようがないと思います。人の噂も七五日ですし、本人だけ都会に出て行けばいい、というようになりますね。騒がれると逃げることが多いですけれども、最初は転々としながらしばらくは近くに留まっていて、たいてい被害者のほうが転居します。加害者も、被害者に引っ越せといわれて引っ越しますが、引っ越したのが隣町だったりするのです。馴染んだ生活環境を棄てられない、棄てる勇気がない、新しいことに取り組めないというのもあるのかなと思いますね。うつ状態などの精神症状を出す方も多いですよ。

追跡研究のようなことをしようとしても、ケース自体が多くはないですし、プライバシーに関わることですから、難しいと思いますね。どこで何をしているかという情報は、法務省はつかんでいますが、当然外には絶対に出しませんしね。

——そうですね。大変に難しい問題がたくさんありますね。第三者が余計なことをするよりも、放っておいてくれというのが本音でしょうしね。

非行・犯罪と日々の意識

——次の問いですが、今回の寝屋川事件を、私たち社会は何を教訓とすればよいか。もう少し大きなフレームに移し変えれば、犯罪とは何かということをきっちりと考える、ということになるでしょうか。大きな事件が毎日のように起きてはメディアによって消費され、忘れられていく。そんなものだ、と考えるのがリアリズムなのかもしれませんが、それだけでいいのかとやはり思ってしまいます。問いが漠然としていますが、この点はいかがでしょうか。

藤岡　何を教訓とするかは、人によってそれぞれでしょう。私のことで言えば、犯人となった少年はアスペルガーです、はい終わり、ということだけにはしてほしくないですね。どうやって人間が育ち、社会的な責任を負えるような人になっていくのか、そのために親や社会は何をしなければならないのか、ということを考えていく契機にしたい。被害者についてもそうですね。同情はされますが、じゃあ具体的にどう関わりサポートするのか、それを具体化していく必要がある。現在では、そこまで行くと、最後は他人事ということになりがちです。

でも犯罪の「被害―加害」という問題は、司法の制度にのって解決されるだけではありません。私たちの日々の中の親子関係や職場の人間関係、その中にいくらでもあることで、それにどうやって対応しているのか。そのあり方が非行や犯罪に反映されているのですね。世の中から暴力はなくならないとはいえ、どう減らしていくのか。家庭の中のＤＶや子ども虐待についてもいろいろ問題になってきているけれども、まだ各省庁等の関係機関でバラバラに扱っているのが現状ですが、根っこは一つです。時代のあり方と私たちのあり方、そのことを切り捨てて、しょせんは他人事と終わりにするのではなく、自分たちのこととして考えていく必要があるのではないかと、私は考えています。司法はどうしても黒か白か、有罪か無罪かですけれども、日常生活はそうではないですから。

この前、ある性暴力で入所した少年に対し、八ヵ月間ほど継続指導をして、出所するときに、こういう行動が出てきたら警告サインなので注意してください、と最後に担当者からご家族に説明しました。その子は母親と祖母しか家族がいなかったのですが、出所するときに母親に恋人ができたので、その男性にも来てもらって説明したのですね。いろいろと聞いてもらった後、その男性が「そんなことは男だったら誰でもやることだから、どうしてそんなことがそんなに問題になるんだ、もうやんないよな」と本人に言うのです。もうやらないと信じたい気持ちはわかるのですが、子どものほうがしっかりと教育を受けたためか、「やらないとは思っているけど、悪い条件がそろったらどうかわからない、またやるかもしれない。だから気をつけなければ」というようなことを言ったのですね。その男性はびっくりしていました。

一般的認識はその程度のものではないでしょうか。痴漢くらいは男なら誰でもやるんだから、などと言う人もいます。普通の同意に基づく対等な性行為と性暴力行為はまったく別のものなのですが、それさえも区別しないのですね。それからセクハラとか、偉い人の罰せられない性暴力行為というのは、とてもたくさんあると思いますね。

——やはり鈍感なのでしょうか。

藤岡　鈍感ですね。特に偉い人、それなりのポジションにある人は鈍感になる危険性がそれだけで高くなる。誰も注意しませんし、できないことが多いですしね。

社会における被害感情の問題

——今、社会全体が被害感情をとても強くしていると思うのです。たしかに社会の安全が脅かされているという面はあると思いますし、そのことに対してはきちんと考え、対応していかなければならないことではあると思います。けれども、被害感情だけが強くなるということは、「被害―加害」という関係の感度を鈍くしていくのではないか。つまり被害者になるかもしれないけれども、時と場合と場所によっては、人はいつでも加害者にもなりうるわけですが、そうした想像力を失っているのではないか。

藤岡　でも男の子のお母さんの中には、自分の子は被害者になるよりも加害者になるほうが心配だ、という人はいますね。

――ええ、はい。

藤岡　多くの人が、いろいろと手に入れてしまって、誰にも奪われたくない、というようにもう〝守り〟に入っているのかもしれませんね。自分自身のことを考えても、若い頃は、世の中も右肩あがりが当たり前でしたから、これもない、あれもない、あることが当たり前で、ないことが重大な問題だという気がしていたのです。でも年を取ってくると、これもあってありがたい、あれもあってありがたい、そう感じるのです。そして年齢とともに、どんどんいろいろなものを失っていきますね。若さも失うし、健康も失うし、やがて死ぬ、というような。それが現実だと思うのですが、自分と世の中の限界を知ると言いますか、それがなかなか見ることができなくなっているのでしょうか。

現実を見れば、自分も被害者にもなるし加害者にもなる。それをどうやって乗り越えていくかという問題になるのだけれども、あるべき姿、あるはずの姿、いつまでも勝たなくてはならない自分とか、そう思ってしまうと、人に傷をつけるのは自分ではなく他人であり、人のせいだという発想になりがちですよね。

——今の被害感情が守りたいものは、社会全体ではなく、狭い自分の周辺であったり、あくまでも自分だけであったり、という面はないですか。公共的意識ではなく、きわめて自己中心的な防衛感情といったら言い過ぎでしょうか。

藤岡　そうですね。先ほどお話しした非行少年と同じですね。そこまで追い詰められているということなのでしょうか。私は、責任というものをしっかりと子どもにも教えていくべきだし、私たちも知っていくべきだと強く思っているのですね。最初の話に戻ってしまいますが、勝つか負けるか、結果が勝負ということになっていて、あまりモラル的なことは言いたくないのですが、責任の問題がどこかへ行ってしまっている。やはりそれはどうかという気がします。加害も被害も、世の中を反映しているんだなという気がしますね。たしかに自分はかわいいですが、自分だけというのはね。

でもどうなんですか。本当に多くの人が、そんなに自分だけ、と思っているわけではないのではないかという期待も少しはあるんだけれど、どうですか。いざとなったら社会的な活動をしようというたくさんの人がいるのではないでしょうか。善意というものもまだありますし。

これからの社会と子どもたち

——たしかにそうですね。実は私は、団塊の世代の人たちに、密かに期待しているところがあるのですね。高齢社会の到来が今言われていますが、多くの団塊世代にとっては、まだまだ他人事だと思うのです。しかし高齢者として本当に差し迫った問題となったとき、〝自分だけ〟とか〝勝ち負け〟とか、もういいじゃないか。もっと別の生き方なり考え方なりがあるだろう、というように、もう一度推し戻してくれないか、というような期待ですね。

藤岡　新たなネットワークとか、新たなコミュニティのようなものが必要なのかなと思うのですが、これまで地縁血縁という関係性で他律的に自分の生き方を規定し、それで生きていきましょうとやってきたのが日本人ですね。それが一時的に弱まって、勝ち負けの基準が入ってきて、地縁も血縁もバラバラになって、伝統的な秩序や振る舞い方というものが崩れてきているわけですね。

現代のコミュニティというのは地縁血縁ではなく、志を同じくして、つながりと責任を感じることで成り立つものですね。逆に言うと、そういうコミュニティの中での責任とかつながり方を考えることが必要な時代になってきているということは感じますね。

――そうだと思いますね。で、今女の人が元気がいいわけですから、その担い手を女性に任せ、男は後からついていく、そういうかたちがいいのではないか。私は密かにそう考えているのですが。

藤岡　でも公の機関や決定権、支配力はまだ男の人が握っていますね。国とか地方自治体でもそうですし。先日、児童自立支援施設の担当者会議に行ってもほとんどが高齢男性で、若い人や女性の感覚からはとてもズレているのですが、女の人が入る場所とか発言する場所がないのです。女の人が公式的なところで活躍できる場所はもっとあってもいい。男の人も、ここは自分たちの場所だ、とばかり守りに入らなくてもいいんじゃないかなという気がしますね。

ある権威のある会議に講師で呼ばれて行ったのですね。他の講師はみんな高齢男性で、受講者は若い女性が多い。会議が終わった後の懇親会で、私のテーブルはみんな高齢男性だったのですね。そこでどんな話をしているかというと、「自分たちは割を食っている、これまで散々苦労してやってきたのに、威張れなくなっているし、若い世代からは突き上げられる、本当に割を食っている」、そんな話で盛り上がっているのですね。まあ気持ちはわからなくもないですが、女性や若者から見ればすっごく恵まれているとしか思えない人たちなのに、自分たちは「被害者」と思っている。ヒエラルキーのトップに近いほうの男の人たちもこういう感覚なんだ、と思って面白かったですね。

――男のほうは、これだけ苦労しているのに報われない、割を食っていると感じ、女性もまた逆の意味で割を食っていると感じている。育児に家事をこなしながら仕事もしている、しかし社会的評価はまだ低い、というような不全感ですね。社会や家庭における男女の役割がいま過渡期であり（あるいはいつも過渡期なのかもしれませんが）、そのことが子どもたちに与える影響は当然大きなものがあるはずです。ひょっとしたら、非行・犯罪の遠因にも、男女の役割関係が過渡期にあるという問題が伏在しているのかもしれません。

強引なまとめになりましたが、今日はお忙しい中お付き合いいただき、本当にありがとうございました。

（聞き手・佐藤幹夫　二〇〇六年三月二八日）

6 愛着・暴力・セクシュアリティ

「問題行動」と家族関係

——二〇一四年の佐世保女子高生殺害事件はどんなふうに受け止められましたか。全体的な感想からお話しください。

藤岡淳子　事件の感想というご質問ですが、ほとんど情報もなくてよくわからないというのが、正直なところですね。今日は午前中、児童自立支援施設で性非行をした子どもたちのプログラムのスーパービジョンをやっていました。寮長、寮母、プログラムをやっている臨床心理士、その子どもたちのケースワークをしている児童相談所（児相）のケースワーカーさんたち、時には園長先生もいらしてくれて、毎月一度カンファレンスをしているのですが、今日はその日でした。

午後は、児童相談所でやっている、子どもと保護者のグループワークの担当者たち、大阪府と市のワーカーさんと心理士さんたちが集まって、グループの報告や子どもたちの様子をうかがってスーパービジョンしていました。子どもたちの様子や親の様子、内面と同時にケースワークや環境調整についていて、一人ひとりについてとても熱心にされています。やはりそうやって丁寧に関わっていくしかないんだろうな、と臨床家としては思っています。佐世保女子高生殺害事件の場合にも、報道で知る限りでもいろいろなサインが出ていたわけだし、実際に精神科のお医者さんも危険だと思っていたわけですね。家族が孤立してしまい、子どもがさらに孤立してしまい、専門家としてはそこを手当てできたらいい、と一番に思っているところです。生まれつき犯罪をするとか人を殺すとか、非行をするということはないと思っているので。

――いろいろな方を支援していて、幼少期の問題について何か感じることはありませんか。

藤岡　それはすごく思いますね。幼少期と言っても私は思春期以降しか診ていないので、幼児期の様子がはっきりとわかるわけではないのですが、少年期になってからさかのぼって親子の関わり方を振り返ってみると、やはり影響は大きいと思います。私は今成人の性犯罪の人と関わることが一番多いのですが、自分の親に対して文句が言える人はまだマシなのです。わかりやすい例でいえば、お父さんは何を言っても頭ごなしに否定する。実はお母さんもお父さんに対して同じように感じていて、お母さん自身がお父さんにものが言えなくなっている。そしてその分、子どもを自分の味方につけていて、お父さんの教えが入らなくなっている。

特に男の子の場合、お母さんが抱え込んで自分の味方にして自分の考え方や見方を吹き込んでいて、子どもはバランスが取れなくなっている。構造的に親が欠けているということ以上に、機能的に夫婦間できちんとコミュニケーションができていなくて、どっちかが子どもを取り込んでいるわけです。しかも、親自身が自分の親と同じ問題を抱えている。コミュニケーションの取り方や関係のもち方が、代々、下に下ろされていて、しかも外からの目がほとんど入らない。そういう関係性は外には見えにくいですよね。そうした問題はとても感じます。

万引をしてつかまるとか、早い時期に何かあったほうが手が入りやすいのでしょうが、能力が高かったり、家族が中流以上でお金を持っていてちゃんと後始末ができたり、暴力が家庭内に収まっていたりすると、親も認めたくないし、なかなか外からは手が入りにくいということになります。例えばお兄ちゃんが妹に性加害をしていたとしても、家族の中では、そんなことはたいしたことではないというような受け取り方をされてしまうと、そこに公的機関が介入しようとしても難しいわけです。誤解を招く言い方になりますが、外で何か問題を起こしてくれたほうが、中には介入しやすいのですね。

――性犯罪をした人が以前と比べてタイプが変わってきたとか、何らかの変化がみられますか。

藤岡　私は長くやっているわけではありませんが、性犯罪の人にはいろいろなタイプの人がいるのですね。刑務所で見る人たちと、「もふもふネット」(http://mofumofunet.jimdo.com/) で見る人たちとは違いますね。家族の構造が違いますしね。刑務所で見る人たちの多くは他の犯罪性が高かったり、本当に暴力的な価値観をもっていたりしますが、性犯罪の人たちは性の問題以外はそんなにずれていない人たちがたくさんいます。「もふもふネット」に来る人であれば、両親はそろっていて、普通の仕事をしていて、犯罪を起こして裁判になるというところで、親はあわてて助けを求めにくる、そのお金もちゃんと持っている、そういう人がほとんどですね。だからここの経営も成り立っているわけです。あとは自分で働いていて、子どもや妻とか家族のいる方もたくさんいて、有名大学を出ていて、他には問題がないという人も結構います。そういう人は、妻との関係でおかしくなっていることが多い。中流の家庭で性犯罪で来る人は、仕事での対人関係でつまずくか、結婚して妻との関係につまずくか、大人の場合はその辺の事情が多いですね。

佐世保女子高生殺害事件の加害者の女の子は、どんな子なのですか。何かご存知ですか。

女性性の問題と犯罪

――『飢餓陣営』四一号で書いたような、新聞報道程度の情報しかありません。気になったのは、佐世保女子高生殺害事件の加害者の女の子も自分をさす人称が「ぼく」なのですね。性虐待を受けた女の子は時に、自分のセクシュアリティを拒否する、女性性を拒否してわざと乱暴な言葉遣いをし、人称も「ぼく」と使ったりすることはありませんか。そこが気になったことです。

藤岡　佐世保でもう一人、同級生を殺した小六の女の子も、「ぼく」を使っていましたっけ？　今、どうして「あの子も」と言われたのですか。

――もう一人、ずっとケースで論議をしてきた子がいて、その子も一人称が「ぼく」なのです。

藤岡　うーん、どうなんだろう。「ぼく」という呼び方と性虐待とが直接関係があるのだろうかと感じますね。小学校高学年から中学校にかけて、女の子の場合は、女性としての枠の中にはめ込まれることをすごくいやがるのは、わりと自然なことではないかと思いますね。自由をどんどん制限されて、限界を設定され、どんどん枠にはめられていくという感じはあると思うのです。生理が始まり身体が変わってきて、それと同時に自由な行動が許されなくなっていったり、先が狭められていく感じですね。私の小中学校時代にも、「ぼく」と言っていた子が何人かはいたと思うし、バスの中でもそうやって会話をしている子たちを結構見ますし、むしろ元気な子たちのような気がしますからね。

性虐待を受けた子は、逆に男性的にはなれない気がします。むしろ〝おんな、おんな〟するんじゃないですかね。例えば女子少年院などであれば、すごく古いタイプで、男性にすがって生きるとか、男性がいないと生きていけないとか、自分の女性性を搾取されるのであれば、むしろそれを売ることで自分の存在意義を見出したり、復讐をしたり、その女性性を使って非行する子のほうが一般的な気がします。

ただ、たしかに女の子で、思春期の女性性の獲得がうまく進んでいない感じの子が、以前はそれほど目につかなかった暴力的な犯罪とか殺人とかをすることが、ポツポツと目につくような感じはありますね。昔の小六の同級生殺害事件もそうだし、今回の事件もそうだし、他にも何かあったような気がしますね。

――タリウムをお母さんの食事に混ぜて、その様子をインターネットに書き込んでいたという女の子も、この中に入りますか。

藤岡　ああ、そうですね。でも薬物を使うというのは、結構女性っぽいのです。女の人の非力さを補う意味で、伝統的な女性犯罪としては、家庭の包丁、あるいは薬物か放火ですね。佐世保女子高生殺害事件の加害者の女の子のようにナイフを持って首を掻き切ってしまうとか、あまり女の人がしなかった暴力的な犯罪が、ポツポツとみられるような気がするのです。それはみんな若い子ですね。中学から高校にかけて、女の子でも結構粗暴性の高い子がいるのです。リンチ事件を起こしたりする、女性の暴走族の子たちですね。でもあの子たちは、それほど予後が悪くない気がして、むしろ〝おんな、おんな〟している子たちより、どこかですっぱりと片をつけて大きくなっていくような気がするのです。暴力を振るえる女の子のほうが、売春なんかをやって落ちていってしまう子よりも、ある時期がくると非行から抜けていける感じがします。伝統的な非行少女は本当に古いタイプで、社会からの知識や教育やそういう恩恵を受けていない感じの子のほうが多いですね。

逆に言えば、暴力的な殺害事件を起こす子というのは、他の非行はなくて、勉強も普通にできて、一見普通の家族なわけです。私は、情緒的な壁を作る、というところがポイントかなと思っていて、普通は女性の脳のほうが感情に敏感だったり、右脳と左脳との連絡もうまくできて、対人関係に敏感だったり、感情を表現できると言われていますよね。それに比べて、男性の犯罪者や性犯罪者は、情緒的な壁を作るというところがとても大きいのです。つらい親子体験や被害体験があって、そこでの自分のつらさを言っても、誰にも面倒を見てもらえない。愛着の問題だと思うのですが、そこで「見ない・聞かない・感じない」というように、情緒的な壁を作るのです。女の子は、それはなかなかできないはずなのに、それをしている人たちが何人か目につくようになってきた。それは感じますね。女の子が酒鬼薔薇君に憧れるということは、普通に考えるとそんなにないような気がするのですが、男の子が憧れるというのは結構ありますね。

そういう男の子は発達障害だ、と言われてしまうかもしれませんが、それもないわけではないとは思いますが、愛着の問題のほうが大きいような気がしますね。誰も応答してくれない。彼女の本当のニーズや気持ちを聞いてもらえないし。そういうものを抱え持っていると、生きづらいじゃないですか。いいことが一つもないわけですし。感情を動かせなくなってしまうわけですし。そういう意味では、おっしゃるように虐待タイプなんでしょうね。派手な身体的な虐待とかではなく、性犯罪者もそうですが、もっともっと微妙な関係性のなかでの支配や否定、見えにくい心理的な虐待のようなものがあって、それが影響しているような気がします。親にボコボコに殴られたというのであれば、もっとわかりやすいのですが。

「感情を外に表さない」という心理の根っこにあるもの

――自分に壁を作る、ブロックするというあり方が攻撃性に変わっていく、というあたりの経緯はどんなふうに考えられますか。

藤岡　それはすごく近いものだと思います。ブロックしてしまうと、生きている感覚がないし、それで「殺してみたかった」という話になるのだと思うのですが、性犯罪でも、世界と切り離されている感じをもっていて、孤立感や孤独感が強くて、とても遠くにいる感じがある。そういう自分が置かれた状況に対して特別意識が出てくることがあるし、切り離されている自分への憐憫とか、切り離している世間への恨みとか、そういうものをもちますね。それから、感情をうまく動かしてやりとりができなければ、対人関係がうまくいくはずはないので、友達関係の中でも、せいぜいいいところ〝変わり者〟という扱いになるでしょうし、本当に触れ合っているという感じはないと思います。

こんなに自分は優秀なのに誰にも理解されない、という感じをもち、そうするとネットの世界に入って暴力的なものや酒鬼薔薇君へ同一視するということが起きるわけです。孤立していて、優秀で、何でもできて、強くて傷つけられることのない人間への憧れですね。感情がなかったら、生きている実感はないですからね。

――そのことは、どこにも帰属感をもてないという感じだと言い換えていいですか。

藤岡　もともとは親子関係なんだと思いますね。女性と男性とで、母親と父親への関わり方は違うので、少し違うメカニズムがあるのかなとは考えているのですが。例えばある性犯罪の人は、全然感情が動かなくて、今現在は取り戻しているのですが、昔の自分は感情が動かなくて、犯罪をしたことも実は覚えていない、解離性障害かもしれないというようなことも言っていました。だいたい父親と母親が仲が悪くて、父親が非常に支配的で、そのぶん母親が息子に支配的で、何でも言葉でコントロールしようとする。おまえは私がいないとだめだとか、おまえはできない子だとか、お前が生まれてこなければ離婚できたのにとか、殴ったりはしないけれどもとても拒否的で、そうでなければ過干渉ですね。過干渉というのはケアとは違って、ケアというのは子どものためのケアですが、過干渉はお母さんが自分のために子どもを使うことですから、子どもは使われているわけです。

お母さんも父親（夫）との関係で満たされることがなく、不安で息子を抱え込んでいる。息子は、お母さんに取り込まれたまま大きくなっていくと、女性関係がうまくいかないし、友達ともうまくいかない。対人関係のなかで依存というか、コントロールする・されるという関係にはまり込むことが多いですね。もう少し暴力的な父親がいたりすると、身体暴力を使って相手をコントロールするとか、そうなっていきますね。親の関係性のもち方が、子どもにダイレクトに影響すると思いますね。子どものほうは泣いても無駄ですしね。そこに被害体験がかぶってくることもあります。実は見知らぬ人に性被害を受けていたことを後で思い出すとか、それを助けてくれない親、そういう感じです。

——感情が動かないというのは、そうとう根の深い問題をもっているのでしょうね。

藤岡　はい。生きながら死んでいるという感じですね。頭は動いているから、ロボットみたいに動いてはいるし、機能はしているんだけれど、全然生きていないという人はいると思います。大きな事件を起こした女の子たちというのは、ほとんどがそういうことになっているのではないかなと思うのです。「人を殺してみたかった」と言ったという事件が、少し前、名古屋のほうでありましたね。発達障害という問題はあると思うけれど、生きている実感がないから生きることがわからない、だから死ぬことを見てみたいということがあるのだろうなと思いますね。だいたいカプセルに入っているんです。

性犯罪をするときにも、カプセルに入るのです。そこでスイッチが入れ替わってしまい、他の情報が一切遮断されるのです。カプセルに入ったことを、自分で意識できるくらいであればいいのですが、ずっと入ったままになってしまっている人もいます。大きな事件を起こした人は、そういう、ずっと入っている人たちなのではないかと思います。「もしもし、もしもし」と言って、コンコンとやるとちょっとこっちを向いて、そのカプセルが溶けてくるとようやく人間っぽくなってくるけれど、その過程は時間がかかるというか、一気に溶かしてしまうとすごく荒れますし、脅かしてしまいます。

この子は氷のなかにずっと入っていたんだな、という子がいますね。入っていることを周りに気づかせないくらいで、ちゃんと覚えているんだけれど、一見関係なく、ぜんまい仕掛けのように生きている。本人はそれがぜんまい仕掛けだということに、あまり気がつかないわけですから、というか気がつけないようになっているわけです。

大変だけど、やっぱり誰かがノックをしてあげないといけないのだと思いますね。親子関係に問題があって、大人は信頼ができないと思っていても、何かちょっと芽が出ていれば、同じような友達ができて集団を組めるなら、多少の非行はやってもいいと私は思うのです。そこでだいぶ感情が動いてきて、人間らしくなってくるんだけど、なかなかそこまでいけない子もいます。もともと頭がよかったり、家族が裕福だったりすると、勉強さえできていれば、一人でも学校の中で生きていくことができて、友達ともつながれない子のほうが難しいですね。先生も気がつきませんし。

どうしたら「カプセル」から抜け出せるか

――私の最近の印象として、例えば純粋アスペルガータイプとか、純粋うつ病タイプとか、純粋不安障害タイプとか、そういう典型的な診断のつくタイプの子よりも、いろいろな症状が複雑に混ざり合っているという、そんな子が目立ちませんか。一つひとつ、それ自体は重篤というわけではないけれども、結果的に全体として、かなり強い生きにくさになっている。テンションが高いときには躁状態のようになり、うつ期に入るとひきこもりが続き、パニックも抱え、こだわりもあったり、というような子ですね。複雑混合型発達障害、とでもいいますか。

藤岡　ああ、たしかにそうですね。少なくとも非行・犯罪の領域は、そうですね。典型的な子たちは、収まるべきところに収まっているのかもしれないですね。統合失調症もそうだったと言われます。症状がはっきりしていれば病院でしっかりと治療し、薬を与えられ、それなりに落ち着いて生活ができる。ところがそういうところからはみ出している子が、非行・犯罪の領域です。それから知的障害とかアスペルガーと言っても、やはりしっかりと育てられていれば、一般的には非行・犯罪はしないですからね。非行・犯罪をしている人は、やっぱり情緒的な問題を抱えています。それから対人関係の問題ですね。

――最初のお話に出た、やはり地道に関わって育て直していく、ということが大事だ、ということになりますね。

藤岡　そうですね。ノックする、そして少しでも関わっていってこちらを向いてもらい、関わり方を少しずつ覚えてもらう。そこで、親への介入がとても役に立ちます。児相のレベルだと子どもも中学生から高校生で、親の影響力はまだすごく強いですから。多くの場合、親は、自分のことでいっぱいだから子どもに手がまわらないだけで、子どものことがかわいくない親はやはりいないですし、たいていが夫婦関係とか祖父母（親の親）との関係とか、世代間のバウンダリー（境界線）が乱れていたりします。子どもをサポートする親を、そのサポートするゆとりができるくらいにサポートをする。そうすると変わるし、親が変われば、子どもはすぐに変わっていきます。

本当に、その間、いろいろなことが起きます。児童自立支援施設の個別のプログラムでも、お母さんに捨てられておばあちゃんに育てられ、ひどいネグレクトを受けてきた子でも、お母さんを探してきて、お母さんとつなぎ直したり、お母さんが男の人（新しい夫）に夢中で、自分のことを全然見てくれなくて、お父さんの連れ子に性虐待を受けていて大人には一切何も話さないような子どもが、三年かかって、「俺の親父を探してくれませんか」ということを言い出します。

まったく話さなかった子が、誰かとのつながりを挺子にして、世界が広がっていき、いろいろな大人とつながっていったり友達ができていったりする。親の力が使えなくても、関係性をもてるようになってくるとしゃべれるようになりますし、気持ちを自分の言葉で認識して伝えられるようになったら、もう全然違いますよ。

そのためには、親がいないほうがある意味ではわかりやすくて新たに関係を作っていくのですが、もし親がいて喧嘩ばかりしているようなときには、親に多少見込みがあるような場合、父母が仲良くすることが大事だとか、コミュニケーションのやり方の訓練とか、関係がうまくいくように親に直接働きかけます。そこが改善しさえすれば、あとは本当にうまくいくのです。びっくりするくらいです。

親のほうも、例えば児相の場合だったら、お父さんに浮気されて離婚されて、ものすごく不安定であちこちの病院を訪ね歩き、どこでもうまくいかなくて、子どもは施設に入れていて、帰ってきたけど喧嘩ばかりしていて一緒にいられない、というお母さんは、児相の保護者たちのグループでたくさん話して受け入れられて、認められたりすると、そこが居場所になっていき、なんか文句を言っても、他のお父さんやお母さんから、ああですよ、こうですよとサポートしてもらい、今度は自分がみんなの役に立ちたいと思い、落ち着いていくということがあるんですよ。

私は当事者のグループは、専門家にはできない力を発揮すると思っています。もちろん専門家にもできることもあるし、当事者が安心して話せる場を作るのは専門家ができるし、それはそれでとても大事ですね。彼らが安心して本当の気持ちを話し、受け入れられる場を作る。自分の気持ちさえ出せるようになったら回復への一歩を歩いていて、親もそうだし子どももそうですね。そういう自助グループのようなものが、私としては一番だろうと思っています。それをどう作るか、どうサポートするかというのが、専門家としての自分の役割なのかなと思っているのですが。

話す力、聞く力

——今のお話をうかがっていて、私が少しばかりお手伝いをしている、「自分語り」の取り組みの例を思い出していました。それは軽度の知的障害をもつある施設でのケースですが、彼らは地域にも他の施設にも居場所がなくて、そこへやってきた人たちなのですね。それで語りは、彼ら自身のすべてを語っているわけではないと思うのですが、やはり両親とのさまざまな葛藤を深くもっているのですね。インタビュアーと言いますか、聞き手がいて、他にも一〇〜二〇名ほどの聴衆がフロアにはいるのですが、そういう場での「語り」です。そこに親御さんを呼ぶことはできないかな、と感じていました。本人たちは気遅れを感じたりあがってしまったりして、うまく話せなくなるかもしれませんが。
藤岡　例えば性問題の個別プログラムでは、治療者と一年くらいやってしゃべれるようになり、最後は親や児相の先生たちの前で、自分の気持ちや考えを発表するという会を設けるのです。それもすごく重要なポイントになります。ただしそれまでに、親のほうもそれを聞けるだけの気持ちの整理をしてもらい、聞くために支えてくれる人とかそういう用意をしてからやる、という手順が必要ですね。いきなりは無理ですね。

やはり、みんなが自分の気持ちを語る言葉をもつということが、とても大事だと思うのです。なんでもてないのかな、と思うくらいです。

――聞いてくれる相手がいないから、ですかね。

藤岡　そうですね。たしかにそうですね。

それから裁判員制度に関しても、語る力と聞く力はポイントになると思うのです。被告人は語る力をもっていないから事件を起こしていますし、一見しゃべっているように見えても、本当はしゃべれていないと思うのです。裁判員のほうは良識があって、健常な発達をしている人たちがほとんどだと思いますから、聞こうと思えば聞けるのかもしれませんが、語りの力が弱ければいくら聞こうとしても通じませんね。それから、わからないんじゃないでしょうかね。犯罪者たちがどんなふうに感じているのかとか、わからないことがたくさんあるだろうと思うのです。これは求刑以上に重く罰しないとだめだ、というようなことを被告が話すこともあるでしょうし。

重大犯罪で裁判員制度をやるということがどうか、と私は思っていて、日本の制度はノルウェーの陪審員制を参考にしていると思うのですが、ノルウェーの制度は軽微な窃盗などが対象だし、一人の陪審員が一回ではなく何年間かやって経験も積めるし、だいぶ違うと思います。重大事件を一回きり担当したら、聞く力ももてていないし。基本的には、国民が関心をもって被告人となった人の話を聞く、という裁判員制度には賛成ですが、そのためには、聞く力、話す力を養成する手順が必要だと思っています。

日本人は聞くのが苦手、話すのが苦手、グループでの話し合いなんかできないといまだに言われるのですが、全然そんなことはないと思いますね。アメリカ人がやっているグループと日本人がやっているグループは、たしかに雰囲気は違いますが、日本人も、話したい気持ちはたくさんもっているし、話せば話せるし、むしろ情緒的な話を上手にできる人はたくさんいると思います。昔は、なんて言いたくないけれど、人の話に耳を傾けるゆとりとか関係性があったのが、今それが切れてきているんですかね。聞く、話す、語らうということをもっと大事にして、教育のなかに入れていくことも重要なのではないですかね。あまり言うのもなんですが、まず教師がコミュニケーションができないという印象があります。コミュニケーションができない人が教師になる、なんていうことが起きてしまう。

当事者グループの力、専門家の役割

藤岡　それから、専門家が、自分自身を見つめて変わっていく勇気をもつということが、十分に求められていないと思うのです。専門家になるということは、自分のそういうところを見つめて、とてもつらいですが、そういう自分を言葉にしていって、乗り越えた体験こそが、人の支援に役に立つのだけれど、自分が変わる勇気をもたずに、一番安全地帯にいて相手を変えようとする。それがプロだと思っている人がとても多くて、自分に響いてきてしまうと、もうできないとか、あいつらは違うとか言ってしまう。だから当事者グループにしても、好きな人はすごく好きだし、嫌いな人はすごく嫌いですよね。

今刑務所の中で、治療共同体という自助グループから発展したかたちのプログラムをやっているのですが、訓練生（受刑者）たちはのるのです。六年ほどやっていますが、たくさん話せるようになり、すごくよかったと言う。自分の本当につらかった体験、親からの虐待を受けた体験とか、いじめられた体験とかを話し、大の男が泣くのです。仲間同士でいろいろと支え合っていく、ということはできるのです。全員ではないですけれど。難しいのは職員です。彼らは、訓練生が自由に話すことを、まずいやがりますね。訓練生が自分の考えを表明することがいやですし、黙って言うことを聞いていればいい、そういうところを出た受刑者はしゃべりすぎる、とか言います。でも私はしゃべれてナンボだと思うのです。

それから、治療共同体は、残念ながら専門家たちにもあまり評判がよくないのです。距離が近くならざるをえない。自分を振り返り、まず自分がモデルとして、当事者ではないけれど、自分も引き受けなくてはならないし、当事者との距離がとても近くなる。それがいやなのですね。臨床心理士になるときに、距離を保つとかいう倫理規定がありますが、私はあれを勘違いしているんではないかと思いますね。専門家としての壁に隠れて、安全地帯から人の役に立とうとか、人を助けようとか、人を変えようとか思うのは間違いなんだと私は思うのですけどね。

（聞き手・佐藤幹夫　二〇一五年二月二五日）

7

児童自立支援施設について思うこと
——心理教育プログラムの導入を通して

はじめに

筆者には、児童自立支援施設での勤務経験はないし、児童相談所での勤務経験もない。児童福祉の領域で働いたこともない。あるのは、少年鑑別所や少年院といった少年司法分野での心理あるいは教育の業務のみである。この二つは、似ているところもあるが、かなり違うところもある。

大学に移ってから、児童相談所や児童自立支援施設と関わらせていただき、①児童自立支援施設における、個別面接指導による性問題行動のある子どもたちの治療教育のプログラムの立ち上げと実施、そしてスーパービジョン、②児童相談所における、グループ指導による性問題行動のある子どもたちとその保護者たちの治療教育プログラムの立ち上げと実施、そしてスーパービジョン、③児童自立支援施設における中学三年生の少年少女たちの非行行動変化のためのグループ指導の立ち上げと実施、そしてスーパービジョンに携わったことがあるという程度である。つまり、関わったことがあるのは、ごく限られた施設および相談所のごく限られた機能についてのみで非常に限られた体験からではあるが、順を追って、感じていた印象とその移り変わり、考えたことなどを、児童自立施設の運営にとって重要と考える要点にそって、忌憚なく述べさせていただくことにした。論文というより「エッセイ」として、こんな見方や意見もあるんだなという程度に読み流していただければ幸いである。もとより誤解や理解不足から生じている誤りがあれば、ご寛恕あるいはご教示いただければありがたい。

法務省勤務時に児童自立支援施設についてイメージしていたこと

少年鑑別所で心理の技官をしていた頃から、家庭裁判所の処分の一つとして「児童自立支援施設送致」というのがあるので、名称として知ってはいた。研修の一環として、武蔵野学院を見学したし、児童自立支援施設送致の意見で少年鑑別結果通知書を書いたこともある。「中学生で、まだ子どもっぽい素直さは残っていて、それほど非行は進展しておらず、少年院に送るほどではないが、家庭の保護状況が悪くて帰る場所がない。安定した生活状況を与えて、しつけをしたほうがよい」というくらいが、たしか判定の基準であった。

宇都宮少年鑑別所に首席専門官として着任した折には、同じ県内にある施設ということで、所長に同行して、きぬ川学院に挨拶にうかがい、見学をさせていただいたこともある。武蔵野学院にしてもきぬ川学院にしても、広い敷地に寮が点在していて、「(物理的に) 恵まれているなあ」と感じたのを覚えている。

当時の筆者にとっては、少年院との比較のみで児童自立支援施設を考えており、ただ少し低年齢であること、施錠できるのは国立の二施設だけなので、他はどのように保安をしているのか不思議であること、小舎夫婦制って寮勤務だけでも大変なのに、夫婦で子どもたちの面倒を一手に見るなんて大変だなあ、休みとか取れるのかなあ、というくらいの印象で、少年院と基本的には異ならないと思っていた。児童自立支援施設の方々が、少年院との違いを強調されるように感じて、内心「変わらないのに」と思っていたことを覚えている。というか、きちんと管理できていない少年院くらいに思っていたかもしれない。

というのは、重大事件を犯した少年が、国立児童自立支援施設から「虞犯」送致され宇都宮少年鑑別所に再入所したときに居合わせたことが大きい。書類には「将来再犯する虞が大きい」と記載されていたが、少年鑑別所内では、入所直後には不穏な言動がわずかにみられたものの、その後はまったく問題なく生活し、送致された少年院に再鑑別に行って会った際には、きちんと内省を述べていたという経験がある。真偽のほどは定かではないが、この少年に手を焼いて、職員が怪我をしたり退職したりしたという噂を聞き、なぜこの少年にそれほど手を焼くのだろう？　規律が不足しているのではないか？「重大事件」に慣れていないので、そのレッテルに脅かされてしまって、そういう目で見ているからうまくいかないのではないか？　などと密かに思っていたのである。ちょうど少年による凶悪犯罪が世間の話題にもなっている頃で、少年院は改革に努めていたが、児童自立支援施設では改革の動きが鈍い頃であったように記憶している。

同じ頃、アメリカ犯罪学会で日本の少年院について発表する機会があり、同じ会場で、当時国学院大学法学部の横山実先生が、「日本の児童自立支援施設」について発表されており、児童自立支援施設への支援を訴えていた。「井の中の蛙」である筆者は、「児童自立支援施設はもう古いんじゃないか？」「無断外泊がしょっちゅうあるなんて、そもそも教育の基盤がなってないんじゃないか？　逃がしたらだめでしょ」「都道府県立だからレベルもまちまちで、それに比べると少年院は国立だから一定のレベルが保てる」などと「児童自立支援施設をできの悪い少年院」くらいに思っていたことを、恥ずかしながら告白する。

大学に移ってからの児童自立支援施設との関わりとそのイメージの変化

大学に移ってから児童自立支援施設と関わるようになったのは、当時S学院で心理職をしていたAさんの働きかけによる。彼女はわざわざ筆者の研究室を訪れ、「S学院内で性問題行動があること。それを何とかしたいが、職員の啓発が必要なこと。少年院で実施していたという教育をS学院に導入したいので協力願えないか」といったことを話した。

筆者は、少年刑務所で性犯罪者のグループによる治療教育を統括する役割を与えられ、その後少年院で性非行のある少年の個別面接とグループによる治療教育プログラムを立ち上げ、実施し、スーパービジョンをした経験があったので、性被害と性加害を減らしたいという考えがあり、フィールドも欲しかったこと、また施設における心理職の果たせる役割に関心があり、Aさんの熱心さに応えたいという気持ちもあって、児童自立支援施設に、心理職による、性問題行動の変化を目指す個別面接プログラムを導入するために協働することにした。今、振り返ると、S学院の院長先生を始め、職員の方々が、よく得体の知れないプログラムを導入する気になってくれたものだと感謝するほかない。一〇年ほど前のことである。児童自立支援施設も何らかの変化が必要だと考える時期にきていたのかもしれない。

(1) 機能が分化され、かつ全体が統合されている組織運営の重要性

プログラム導入のために、車で一時間弱かかるS学院に月に二回ほど通うようになった。学生たちの見学や研修の場としても活用させていただくようにもなった。児童自立支援施設と関わるようになったのである。そうなってくると、児童自立支援施設は、「少年院と似ているけど違う」というところもかなり見えてきた。何といっても、「児童福祉」施設なのである。少年院のように集団行動訓練をして、一斉に集団行動をとらせるということはしない。あくまで子どもたち一人ひとりを慈しむということが、少なくとも建前としては前面に出ている。少年院よりずっと「自由」である。時間表に従って集団で暮らしていることは変わらないが、小遣いがもらえること、小遣いの範囲で買い物ができること、夏休みや正月休みに帰省できること、部屋が施錠されていないこと、手錠をかけないこと、施設内は自由に動けること、懲罰審査会や個別教育計画と成績評価などがないこと、つまりは、ちょっと厳しめの寮生活と言ってよいことに気づいた。児童自立支援施設は少年院とは「似て非なるものかもしれない」と思い始めた。

児童自立支援施設でも、個別面接をした少年の一歩後ろを、保安に留意をして「連行」していたことは、今思い出すとなんだか自分でも滑稽に思える。二〇年近くも勤務していて、内部の人間とばかり関わるようになると、本当に価値や文化が染みついていくものだと思う。少年院に勤務し始めた頃はあんなに抵抗を感じた施錠、手錠、保安、規律といったことに、いつの間にか馴染んでいた自分がおかしく思えた。児童自立支援施設には、ずっと普通に近い「暮らし」があった。それは子どもたちの成長には不可欠なものだ。小舎夫婦制の児童自立支援施設は、こぢんまりとしていて、子どもたちへの働きかけは個々の夫婦に任されていて、あまり体系化もされているようには見えず、ましてや非行行動の変化に焦点をあてた治療教育などとは遠いところにあったが、基本はこれでよいのだと思うようになった。

それでも小舎夫婦制を見ていると疑問も感ぜざるをえない部分もあった。とにかく「夫婦が大変だろうなあ」というのが一番である。学生たち、特に女子学生たちからは、「今どき信じられない性役割差別」という感想が聞かれることもあった。少なくとも彼女たちには、男性である寮長が「えばって」いて、女性である寮母は、家事に追われ、子どもの面倒も見て、それでいてあまり意見も通らないと見えることもあったようだ。夫婦にはそれぞれの関係性があろうから、傍からみたのではわからないというのが個人的意見だが、とにかく「自分の子どもを育てながら、非行のある他の人の子どもたちを何人も面倒見て、四六時中気にかけなければならなくて、夫婦の関係性が子どもたちの生活環境にじかに響くし、大変だなあ。特に寮母は大変だなあ。自分にはとても無理」とは感じた。

それゆえか、とてもうまく運営されている寮とそうとは思えない寮との落差が大きすぎるようにも感じた。よく言えば、各家庭（寮）の独立が確保されているのだが、否定的に言えば、他所の家庭（寮）には施設長といえども口出ししにくい。「家庭的養護」とはいうものの、「家庭」のイメージは個々に異なるわけだから、個々の寮はバラバラで、施設全体としての方向性や一定のレベルというのは担保しにくいという印象もあった。

加えて、児童養護施設の児童福祉の分野で発言力をもつ施設長などは、高齢で、押しの強い、二世代くらい前の価値観や文化をもつ人が多いという印象もあって、今の子どもたちを育てるのに、これでいいのかなあ？　少年院も塀の向こうで狭い関係性の中でなかなか変化を遂げられないけど、児童自立支援施設や児童養護施設はもっと狭くて、外の風は吹いてこなくて、変わりにくいのかもしれないなあという印象ももった。

非行のある子どもたちは、文化的環境に恵まれていないことも多いためか、時代の変化からは遅れがちであるという印象は以前からもっているが、そこに勤務する職員たちも下手をすると、狭い関係性に留まり、時代の変化から取り残されて行きがちなのかもしれない。施設は、施設内だけで暮らしが完結し、日々の暮らしに追われ、忙しく過ごし、外との関わりが乏しくなっていっては、とても非行のある子どもたちに今の社会で暮らしていく力をつけさせていくのに適切な環境を作ることは難しくなってしまう。そこは少年院とも共通であるが、地域に根ざしているだけに少年の家族との関わりはずっと密にとりやすい。施設内では難しいこともあれば、施設内でしかできないこともあるので、それらを把握しておくことは大切であろう。

当時は、児童自立支援施設に心理職のスタッフが配置されていないことも多く、また配置されていたとしてもどのような役割を果たすことがその機能を活かすことになるのか手探りの状況であったように思う。学校にスクールカウンセラーが配置されるようになった頃とも重なり、子どもの教育と世話と保護者への対応を担任教師が一手に引き受けていた状況から、スクールカウンセラーが入ることへの抵抗と、カウンセラーをどのように活かし、その機能を活用するのかというところが模索されていたことと重なる。

いずれにせよ、個別面接による新たなプログラムを心理職と外部者が担って実施するとなると、特に小舎夫婦制の児童自立支援施設では、これまでほぼすべてを一手に担ってきた寮長・寮母とどのように協働するか、役割を分担するかが、最大のポイントになることは明らかである。施設長を始めとして、寮職員への説明や研修会を実施し、理解を得ることを目指した。当時、一定の理解は得られたが、「邪魔にならない」「これまでのやり方を否定しない」限りという受け入れられ方であったように感じている。それは当然のことであるとも感じている。官民協働の新しい刑務所に、民間人がたくさんの教育プログラムを導入し、実践しようとした際にも、この軋轢は生じている。これまでのやり方に、新しいやり方を導入する際には、組織全体を新たに再編し、信頼関係と協働体制を作るという成否を分ける動きが必要になる。その意味では、施設長を始めとする管理職の役割は非常に大きい。

まわりくどくなったが、児童自立支援施設では、一人ひとりの職員がバラバラに動いていて、組織としてまとまって一つの方向に向けて、かつ役割を分担して取り組むという動きが弱いように感じられた。「家庭」では、父母がすべての役割を担うわけであるが、児童自立支援施設では、「家庭的養護」とは言っても、現実には寮長・寮母がすべてを担って万全に機能できるほど、取り組むべき課題は単純ではないということである。もちろん寮長・寮母が実の子どもに対するように最終的責任を子どもに対して負うこと、暖かく、安定した生活の場を提供すること、その重要性に異論はないが、それ以上に重要なのは、専門職として、どのように働きかけ、どのように調整するか、組織全体で動き、外の機関とも連携するかという、扇のかなめとしての役割であるように思う。そうした動き方や意識はやや乏しいように思えた。

一人ひとりの職員が外に対して開かれて、他の職員や子どもの保護者とコミュニケーションをとることができ、管理職は施設の方向性を示し、各職員のコミュニケーションが促進されるような施設運営を心がけ、対象者の年齢や特徴に応じた、例えば児童福祉制度、少年司法制度全体の中に自分のやっていることを位置づけて、全体を見ることができたそのうえで、自身の役割と機能とを果たすことができるという組織運営とそれを担う職員の育成が、児童自立支援施設に限らず、社会的機関としての役割を果たすうえでの要諦だと考える。

とはいうものの、筆者自身が少年鑑別所で駆け出しの技官をやっていた頃は、他の部の職員の動きや施設全体の動き、ましてや他の関連機関の役割などはよく理解できていなかった。ただ、今となって、自分の役割と責任をしっかりと果たすためには、全体の中での自分が果たしている仕事の位置づけや役割を知っていればいるほど、目指すべきよい仕事ができるのだということが理解されてきている。自分が頑張ってボールを取りにいくだけでは、皆がボールに集まってしまって、頑張ったわりには、試合には負けてしまうということも生じるのだと思う。もちろん、自分が果たすべき役割さえ果たす気もないというのは別問題だが、やる気のある職員をどのように全体として、チームとして動かしていくか、コーチや監督たる管理的立場にある職員の力量に負うところは大きい。実際に、チームとしてどのように動くか、どのようにチームを作るかは、改めて後述する。

(2) 保護者との関わり

このプログラムで個別面接をするようになって最初に感じたのは、「子どもがかわいい」ということである。少年院では、おおむね高校生年齢以上の子どもたちと関わることが多いし、刑務所では若者からおじさん、おじいさんと関わることになる。中学生というだけで、かわいいし、希望があるように感じる。児童養護施設や児童自立支援施設の先生方が「子どものため」でまとまれるのも無理はないという感じがした。大人の役割と責任として、何とかしてやりたいという気持ちが動くのである。ただ、そこには落とし穴もあって、子どもの人生を引き受けてしまって、自分の責任として受け止めてしまう危険性もあるということだ。実際にはそんなことはないのかもしれないが、子どもの本当の親を過剰に非難したり、帰っていく家庭や学校、友人関係や地域社会を見失って、夫婦の小舎にいるその子だけしか見えなくなってしまったりという危惧である。子どもが「よくならない」ときに、「あんな親だから仕方ない」と言うことは簡単だが、その子どもにとってはかけがえのない親であるし、いずれそこに帰っていく場所である。

対象者の年齢が低ければ低いほど、保護者の変化が子どもの変化に及ぼす影響は大きい。少年司法では、少年鑑別所と少年院の施設内処遇を法務省矯正局が、処分としての保護観察と少年院仮退院後の保護観察といった社会内処遇を法務省保護局が担っている。当初は、仮退院後の保護観察指導があることが少年司法制度の大きなメリットで、児童自立支援施設は出た後のフォローアップをどのようにしているのか、たしかに来たいときに子どもが訪ねては来るだろうが、出しっぱなしなのかと思って、不十分さを感じていた。しかし、児童自立支援施設にはアフターケアの規定があり、児童自立支援施設の職員がそれを担うことが可能だと理解すると、それを強化すれば、所管官庁が変わって引継も十分とは言えない少年司法制度よりも、よりきめの細かい支援ができる可能性もあると思うようになった。子どもとその家族のアセスメントについても、家庭裁判所と少年鑑別所の調査・鑑別のような機能を児童相談所と一時保護所が果たすことができることを知った。とはいうものの、当時、施設からあるいは児童相談所から保護者に働きかけたり、出院後のアフターケアをすることは意識的に、十分に行われているようには思えなかった。ある意味、すべての機能が寮長・寮母に集中していて、子どもの世話もすれば、教育も行い、そのうえ保護者にも対応して、アフターケアまでするというのでは、いくら超人的な寮長・寮母でも難しいのではないかという疑問である。

児童自立支援施設での性非行のある子どもへの個別面接プログラムの導入に際しても、子どもに新しいプログラムを受講させるということで、対象者の保護者にもプログラムについて説明し、同意してもらい、子どもへも参加を促す動機づけをしてもらうこととした。寮長・寮母と保護者からプログラム参加を促され、励まされた子どもは、彼らとの関係がある程度良好であれば、それだけでプログラム参加への動機づけが高くなる。施設内での個別面接プログラムを実施するにしても、実際には、保護者へのアプローチが不可欠になる。

導入したプログラムのお手本であるアメリカ合衆国オクラホマ州立大学のプログラムも、ワシントン州のカーン博士のプログラムも、基本は社会内での子どもたちと保護者たちのグループによる治療教育であり、施設の中の介入で課題が解決されるわけはないので、施設内で集中的に本人の課題や成長に働きかけるとしても、残りの半分は環境の調整、主として家庭環境の調整、それが難しければ何らかの形で社会内での居場所を作り、そこに定着させるための介入が重要になる。専門的機関としては、子ども本人への教育的働きかけと、子どもが帰り、育つ環境の調整が二本の柱となるはずだ。

とはいうものの、保護者との関わりは難しい。これは児童自立支援施設で直接体験したことではないが、児童相談所や児童福祉に関わる職員の方々と接していると、保護者を非難することが多いという印象を受けた。子どものことを思えば、よりいっそうその保護者を批判したくなる気持ちは理解できるが、批判してもよい方向で解決に向かうことはない。

筆者に保護者の気持ちや考えを教えてくれたのは、性犯罪受刑者たちの保護者たちである。子どもの頃に性非行が始まって、児童相談所や少年院にお世話になったという人の保護者もいて、専門機関の職員たちに批判されたような気がしてつらかった話や、それでいて言われた通りにしてもよい方向には向かなかったといった話である。もちろん、ボタンの掛け違いといったことはあろうが、保護者に接するときも子どもたちと接するとき同様、信頼・協働関係を作ることの重要性を感じる。信頼・協働関係を作るには、非難ではなくて、まず傾聴・共感であり、保護者を問題の原因として扱うことではなく、子どもの回復を支援するためにともに共闘する仲間として遇することがポイントとなるように思う。

子どもが非行したことによる、あるいは非行するに至った状況に家族がいるということは、保護者に相当のストレスがかかっているということであり、保護者を非難することは、そのストレスをさらに重くすることにしかならない。子どもにとっても保護者にとっても、必要なのは「役に立つ支援者」である。子どもと保護者にとって何が必要なのか、そしてそれはどのようにすれば入手できるのか、支援者が代わりにやってあげるのではなく、本人や保護者が自分の手で入手する体験を得られるようにサポートすることであろう。

施設内の協働だけでも難しいのに、施設外の保護者や他機関との協働などさらに困難に思えるかもしれないが、実際にはコツは同じであるように思う。メンバー一人ひとりの必要性に目を配ること、そのニーズを満たすための方法について一緒に考えたり、方向性を示すことができること、そして本人がそれをつかむのを見守り、励まし、承認し、称賛することである。

⑶ A学園でのグループワーク導入と個別面接プログラムの導入経験から

S学院とO児童相談所での実践が安定し、職員が中心となって担える体制になってきた頃、A学園のT寮母から、非行全般の変化をターゲットとするグループワーク実施を打診された。筆者は、施設内でグループを実施したいと考えていたこと、性非行は限られた対象者であり、児童自立支援施設入所の主たる理由の一つである「非行」そのものの変化に目標を置いたグループワークを実施したいとかねてより考えていたので、協働することにした。少年院では、非行態様別、例えば「薬物乱用」「暴力」「性暴力」などの類型によってグループを編成していたが、施設の規模が異なり、非行態様別は現実的ではないこと、どのような非行態様であっても、一定共通項として取り扱うことが必要な項目はあると考えられることから、中学三年生の男子を各寮から二名ずつ寮長・寮母に選抜してもらって、計八名に対して実施することとした。

プログラム導入時にまず必要となるのが、そのデザインである。そこではどのようなグループが必要とされているのか、現実的で、施設にとっても役に立つと思われるプログラムを相談しながら作り上げていけるかが鍵となる。幸い、T寮母を始めとして、A学園の寮長・寮母は新しい試みに積極的であり、職員間の意思疎通も良好で、かつ理解と指導力のある施設長もいて、とてもやりやすかった。A学園の担当職員チームが結成され、大学側も博士課程の大学院生を中心に希望者を募ってチームを編成し、話し合いを重ねた。施設と大学とが自動車で二〇～三〇分くらいで行ける近い距離であることも大きい。

何事も「初めて」というのは不安を感じることが自然であるが、児童自立支援施設内で子どもたちがグループになって「非行」のことを話すというのは、喧嘩にならないか、悪ふざけが高じないか、反発が強くならないか等のさまざまな懸念に対して、一つひとつ話し合い、丁寧に対応していき、施設側と大学側とで役割と責任を分担して協働体制を整えていった。グループワーク後、A学園チームと大学チームが輪になって、今日のグループで起きたこと、その背後にある寮での暮らしぶり等について意見を交換する時間を設けているが、それが双方の理解と信頼の促進に有効であるように思う。お互いに不足しがちな情報を提供し合えるのである。チームさえきちんと作れれば、あとはどのような課題も何とかなると感じている。

ちなみに、こうした実習のフィールドがあることは、大学教員としてはとてもありがたい。机上で理論等を学ぶことと、実際に現場に行き、職員や子どもたちと接することは、学習の両輪である。こうした学生たちの多くは、児童福祉や少年司法の職員になっている。社会福祉や臨床心理専攻の学生たちは、こうした「実習」が必修単位になっているが、筆者が担当する教育心理学では、単位として規定されているわけではないので、自由に主体的に取り組めることも気に入っている。

このグループワークのプログラムが軌道にのり、女子のグループも立ち上げ、カリキュラムもおおむねできあがったところで、「性非行少年に対する個別のプログラム」実施への協力を求められ、スーパーバイザーとして関わることになった。月に一度、児童自立支援施設と児童相談所のチームの方々が、かなり大勢大学にお見えになり、プログラムを実施している子どもたちについて話し合う。まずは、個別面接を担当している施設と児相の心理スタッフから個別面接の様子が比較的詳細に報告され、それに対して、寮長・寮母から生活の様子、児相のケースワーカーから家族の様子が報告されて、子ども自身と、寮生活と、家族への働きかけの全体的方針が話し合われる。これは非常に貴重な機会であると筆者は感じている。一人の子どもについて、さまざまな視点から情報の分かち合いがなされ、それに基づいて施設と児相とが共有する処遇方針が共有され、毎月チェックされ、必要があれば修正されていくのである。

この会議の場では、それぞれの職員が果たしている重要な役割についてのお互いの理解も促進される。例えば、ある子どもは、個別面接場面でほとんど話さず、「この子は発達障害だから仕方ない」という扱いをされてきた。寮生活もなかなか落ち着かなかった。チーム全員で共有した理解や情報をもとに、寮長がガンガンと指導を入れ、施設長も時に本人に説諭し、少しずつ子どもはこちらを向くようになった。よくある話だが、子どもの家庭状況に「秘密」を伴う、つまり子どもが他人には話したくない状況があり、そのことが「話さない」ことの背景にあったのだが、その扉を開けさせたのは寮母と子どもの母親との関係である。その情報をもとに児相のケースワーカーがさらに母親にアプローチをしてくれ、子どもと面接を担当する心理スタッフとの関係も深まって、「なんだ、この子はこんなに考えている子だった。できる子だった」とみなが思えるくらいに事態は展開した。チームの「勝利」であると感じている。

とりとめのないことを書いてきたが、最後に、子どもの非行をどうとらえるか、子どもと対応するときに気をつけるとよい視点、チームを作る際の留意点について、知っておくとよいかもしれないということを記載しておく。すでにご存じの方はご容赦願いたい。

「非行」とは

(1) 症状としての非行

教育心理学の視点からは、反社会的行動(非行)を「社会化のつまずき」ととらえる見方がある。動物としての「ヒト」は、生まれたときから社会で生きる「人間」というわけではない。たくさんのことを日々学んで、社会の一員となっていく。したがって、非行のある子どもたちは、「反社会的行動」を学習してきた、あるいは「社会の中に生きる個人としての責任ある行動」を学習できていないと考えるのである。一見当たり前のように聞こえるかもしれないが、例えば非行・犯罪を行う人が、根っからの、生まれついての、変化不能の「犯罪者」と考えるのとは異なり、「反社会的行動」は身につけたり、手放すことができるという前提がある。つまり、非行は「症状」の一つであり、何らかの意味や機能を果たしていて、非行から離れるには、非行ではない社会で認められる、自他を活かす力を身につけていくことが必要になる。反社会的行動を学び落とし、責任ある行動を学ぶ必要があるということである。児童自立支援施設に入所する事由となった「非行行動」を変化させる教育的介入を行い、年齢に応じた責任ある社会的行動を身につけることは、児童自立支援施設の本来の目的と一致する。

(2) 衝動統制の発達

ヒトが人間になっていくうえで、衝動を統制できるようになることは欠かせない。生後間もなくから幼児期にかけて、睡眠、摂食、排泄などの生きていくうえで必須の欲求・衝動の統制ができるようになる必要がある。多くの場合、「自然」にできるようになるが、それはやはり養育としつけ（学習）によって達成されていることは明らかであろう。養育者は、子どもをケアすると同時に、子どもを危険から守るために、あるいはより充実した人生を送る見込みを高めるために、しつけをし、衝動統制を教えていく。例えば「欲しいからといって、人の物を盗ってはいけない」といった限界設定と衝動統制は、当初養育者から外的に統制され、愛情とケアの側面によって子どもに養育者への承認の希求や同一視があれば、次第に内在化され、やがては子どもの内なる統制力となっていくことが期待される。その際に重要な役割を果たすのは、「言葉」と「思考」である。人間は「思考」と「言葉」

によって、衝動統制を行うことが可能となるし、他とのコミュニケーションもできる。

人生早期に家庭状況に恵まれなかった子どもたちは、里親や養護施設で育てられる。幼児期までは、身体的にも精神的にも、なかなか「非行」をするだけのパワーはもてないし、また許容されることも多い。「非行」が問題とされるのは、児童期以降であろう。またこの頃には、学校に行き、勉強やスポーツなど、求められる課題を達成していくために、勤勉さや注意集中といった、さらなる衝動統制が求められるようになる。この時点で非行を表すのが、これまでの児童自立支援施設が対象としてきた、いわば「伝統的」非行少年であろう。彼らは、基本的な衝動統制や社会的価値・向社会的文化を再学習する必要があるが、それには家庭的な養育としつけが有効である。

しかし、現代型とも呼ぶべき非行少年たちは、こうした個人の内なる衝動統制力は一定身につけていることが多いように思える。むしろ、かなり厳しく衝動統制を行って、学業成績などの達成を目指すよう統制されているようにも思える。彼らが苦手とするところは、個人内の衝動統制というよりは、対人間の葛藤調整であるのかもしれない。すなわち、児童期から思春期にかけて、親子関係という保護―支配の縦の関係から、それぞれが欲求をもつ対等な横の関係ともいうべき関係が重要になってくるが、自他の欲求の衝突や葛藤を調整することが難しいのかもしれない。縦関係の中ではあまり必要ではない、自己の欲求を伝え、相手の欲求を知り、それが衝突する場合に、調整・妥協をして双方がそれなりに満足する解決を見出すには、相応の経験とスキルアップが不可欠であるが、それが不十分なように見える。

「非行」は、他の犠牲のうえに立ってでも、自己の欲求充足を優先しようとする機制であり、仲間関係の中で、いじめたり、いじめられたり、泣かせたり、泣いたりして徐々に対人葛藤の解決スキルと方略を身につけていくものであろう。つまり、親子関係や家族内の関係性はすべての関係性の基盤であるとはいうものの、社会の中で自立・自律して暮らす大人となるには、伝統的な家庭的養育に加えて、仲間集団における対等な関係性の習得を促すことが必要となる。

(3) どのように働きかけるか?——仲間集団を作る

もちろん児童自立支援施設においても、子どもたちの集団は重視されてきた。少年院においても「集団処遇」「集団の自浄力を高める」ことは重要であると認められてきた。過去にＧＧＩ（Guided Group Interaction）という手法が合衆国から導入されたこともある。筆者が矯正職員となり最初の研修を受けた頃は、比較的能力の高い少年たちを収容保護している少年院で、ＧＧＩの名残とされる「集会」が実施されていた。ただ、当時の印象としては、「批判集会」という印象が強く、一人の少年が前に出て、他の少年たちからさまざまな助言を受け、反省するというものに見えた。

「集団」は、コントロールしにくい。一人ひとりの子どもでさえ思うようにいかないのに、集団になると子ども同士のさまざまな、複雑な関係性が活発に動くので、思いもかけない方向にいったらどうしようというあたりが心配になるかもしれない。どのように「指導」「支援」するかも伝えにくい。同じようにやっても、メンバーが一人違うだけでまったく異なる動きとなってしまう。ようは、コントロールしようとしないこと、広い牧場を作って、ここから先は行ってはいけないという柵をこしらえ、牧羊犬として、一定のコントロールをする。あとは、草が生えて、光がちゃんとあたって、狼が出没しないよう牧場を管理する。広くて、安全な、暮らしやすい牧場であれば、やがて外へ出てやっていけるくらいの大きさまで自然に育つ。そんな気がする。

その代わり、日常的な「トラブル」は常に起きる。子どもたちが集団で暮らしていれば、喧嘩や対人トラブルは当然であるし、規律違反をする子どもも出る。転ばないように杖を用意するより、転んだときにどう一〇〇円つかんで立ち上がるかと、その練習、立ち上がるためのサポートをしたほうがよいように思える。大人対子どもの一対一の関係性以上に、子ども同士の関係性の中には、非行から離脱し、大人になっていく重要な機会がたくさん潜んでいるように思う。大人は、日頃は少し遠くから見守っていて、転んだときに声をかけ、必要な手を差し伸べればよいのであろう。

非行のできる子どもたちは、力とエネルギーを十分にもっている。「家庭的養育」が、彼らを「養育される存在」に押しとどめ、大人になっていく機会を狭める方向で作用しないよう十分に留意する必要があると考える。子どもの状態にとどめるより、大人になるよう求めていくことが、その年頃の子どもたちにとって求められていることであるのは明らかであろう。思春期の子どもたちに、親や大人ができることは限られてくる。子ども集団の中で切磋琢磨していく状況を支えることが、大人たちの重要な役割であろう。

⑷ 育ちの場を作る——治療共同体

こうした「牧場」を作るのは、もちろん一人ではできない。施設全体が、協働し、大切な価値観と文化を共有したうえで、それぞれの役割と責任とを果たす必要がある。子どもたちに「育ちの集団」

を求めるのであれば、まず第一に大人たちがそうした集団を作り、維持することが大前提となる。むしろ子どもたちの集団を作ろうとするよりも、大人たちがこうした集団を作ることを心がけると、子どもたちの集団はおのずとできてくるような気もする。ただ、それが案外難しい。子どもに求めることを自分たちがやろうとしないということが残念ながら起こる。

マズローの欲求段階説では、基盤に衣食住等の生理的欲求があり、そのうえに安全の欲求、親和の欲求（集団帰属）、自我の欲求（認知欲求）、頂上に自己実現（創造的活動）が置かれている。寮担当の職員は、まず最も基本となり、欠くことのできない、生理的欲求と安全の欲求の充足に力を注ぐ必要がある。「家族」である。しかし、子どもが大きくなると家庭にいながらも学校へ行き、仲間を作り、学び、自己実現に向けて動き出す。児童自立支援施設においても、学校がある。寮父母の役割の重要性は変わらない。いわば呼吸や体温調節、摂食を司る脳幹のようなものだ。そのうえに、さらに人間としての潜在力を発揮するべく大脳新皮質を発達させていく。何にせよ、それらがバラバラに動いていたのでは、人間として機能しない。施設長を始めとして各職員が一体となって動くことが何より重要となる。回復を支える共同体作りである。一人ひとりがそれぞれの役割を果たし、ともに生きていく、そうした共同体に育まれることによって、それができる子どもたちが育つ。

(5) 再非行を防ぐには？──非行の原因となる要因（リスクとニーズ）に対応すること

最も鍵となるのは、子どもの育ちを支える共同体を作ることと考えているが、もう少し技術的なことも述べておく。共同体ができなければ、○○技法といったものの効果は半減するが、共同体のうえに一定○○技法をうまく乗せることは、共同体の成立にも寄与できる。特に非行のある子どもたちは、当然施設内でもその行動パターンを続けるので、その変化を直接の目標として教育的介入ができれば、生活環境の向上におおいに役立つ。あるいは介入できなければ、非行行動への対処や後始末でヘトヘトになり、皆がいらだち、教育的な共同体であることから遠ざかってしまう。かといって、非行への対処は、単なる厳罰や制裁では改善するどころか悪化するのは自明の理である。暴力的対応は、子どもの暴力行動のモデルとなってしまうからである。全人的な発達を支えるというこれまでの実践を基盤に、症状としての非行に効果的に介入するべく、新しい知見を取り入れた専門的対応も組織全体として導入されていくことが望まれる。症状としての非行に対応するうえで、まず押さえておくべきはＲＮＲ原則である。

「一定の行動に対して、一定の働きかけをすれば、一定の変化（再犯率低下）を得ることができる」ことが達成されるようになった背景には、リスク・ニーズ・レスポンシビティ（反応性）の原則（ＲＮＲ原則）が見出されたことがある。すなわち、無闇に働きかけるのではなく、犯罪・非行の原因となるリスクに働きかける必要がある、ということである。変わる可能性のあるリスクは、裏返すとそこに介入する必要があるニーズとなる。

アンドリュースとボンタ（1998）によれば、非行・犯罪を予測させる要因群は、①行動履歴、②反社会的人格パターン、③反社会的認知、④反社会的仲間関係、⑤家族・婚姻関係の問題状況、⑥学校・職場の問題、⑦余暇活動、⑧物質乱用の八つである（ビッグ４セントラル８）。過去の行動履歴は変えることはできないが、他は再犯率低下のための介入の要点となる。

若年であること、犯罪歴が多いこと、面識のない被害者を襲っていること、保護観察中であるにもかかわらず再犯したことがあるといった、ほとんど変化しないが、長期的には再犯予測に関連性が高いリスクを静的リスクと呼ぶ。他方、変化させうるリスクを動的リスクと呼び、自己統制力の弱さ、暴力に肯定的な態度、認知の歪み等の数ヵ月～数年持続する性格特徴等の比較的安定した要因を動的安定的リスク、否定的気分、怒り、酩酊、潜在的被害者への接近、社会的サポート喪失等、状況に応じて数週間～数秒で変化するリスクを動的急性的リスクと呼ぶ。前者が治療教育のターゲットとなり、後者が環境上管理するべき目標となる。

ちなみに「非行に関する発達的危険因子」としては、①生得的（〇～三歳）：犯罪者である実父母、神経生理学的低覚醒（刺激を求める、注意障害、衝動性、多動性）、②知能（一～七歳）：言語性ＩＱが低い／言語的スキルの乏しさ、具象的で自己中心的思考スタイル、対人認知スキルの乏しさ、③家庭要因（〇～七歳）：情緒的無視（愛着の欠如）、監督としつけの不足（攻撃的行動の学習）、④学校要因（五歳～思春期）：学校へのコミットメント不足、成績不良、怠学・退学、⑤反社会的仲間（思春期）：反社会的行動に対する社会的支持、反社会的態度の学習、言い訳と合理化のスキルの学習があげられており、非行の初発年齢によって、対応するべき発達的要因が異なることに注意を要する。

現場で実践を行っている場合、ともすると日々の業務に追われ、また施設内から外へ出る機会も限られてくる危険性も高くなるが、新たな知見や関係者の見解を積極的に取り入れて、個々の子どもに何が必要なのか、その子本人と家族にどのような介入を行うのか、きちんとアセスメントを行い、その見立てに基づいてチームで協働して介入できるような経験と知見とを積み上げていくことが望まれる。

自分を作り、他者と関わることを促進する

(1) 養育者と子どもの関係性の発達——愛着と内的作業モデルとは?

「家庭的養育」を重視するということは、養育者である大人と、養育される子どものいわば「縦の関係性」を重視するということである。養育者と被養育者との安定した関係が、子どもの健全な発達にとって無二の重要性をもつことには異論はない。愛着(アタッチメント)とは、児童精神科医のボウルビィによって提案された概念で、「危機的な状況に際して、特定の対象とくっついていようとすること。これができると、安全感がもてる」とされ、彼は臨床経験に基づいて、「特定の母親的な存在による世話や養育が十分に施されないと、子どもの心身のさまざまな面に深刻な遅滞や歪曲が生じ、後々まで長期的な影響が及ぶ」とした。当初は、生後三年間くらいで決定されてしまうとされた愛着は、その後、「主要な対象を少しずつ変えつつも生涯続くものである」と理解されるようになった。子どもは主要な愛着対象との間で経験された相互作用を通して、①自分の周囲の世界や愛着対象と②自分自身に対する、心的な表象モデル(内的作業モデル)を形成し、このモデルによって種々の出来事を知覚し、予想し、行動計画を立てる、と理解されている。すなわち、愛着の安定・不安定によって形成される内的作業モデルが、その子どもが後々に自分と世界をどう見なすか、自分や世界とどう関わるかに決定的な影響力を及ぼすということである。

例えば、子どもが、自分の内に生じた欲求（ニーズ）を感情表現や行動によって表出した際、養育者の対応によってニーズが満たされて、不快な覚醒状態から解放され、安心で安全な状態を取り戻すと、自他への信頼感が育っていき、自身の欲求や感情に気づき、他に対して表現し、関わっていくというよい循環が生じ、次第に自分を作り、他者との関係性を作り、維持していくことができるようになる。安定した愛着関係である。

他方、子どもが、自分の内に生じた欲求（ニーズ）を感情表現や行動によって表出した際、養育者が対応しない（ネグレクト）、あるいは不適切に対応する（虐待）ことによってニーズが満たされないままであると、子どもはいつまでも不快な覚醒態から逃れられず、反応を停止するか（凍りつく）、対象を攻撃するか逃げ出すか（逃走・闘争）ということにならざるをえない。この場合、自他への信頼感が育たず、また自身の欲求や感情に気づかなくなったり、他に対して表現し、関わっていくということをしなくなっていく。悪循環が生じ、感じること、考えることという自我の機能が育たず、人との関わりを避けたり、あるいは攻撃的にしか関われなくなる傾向が生じやすい。不安定な愛着関係である。

「家庭的養育」を課題とする場合、つまりはこうした養育者と子どもとの関わりを念頭に置いていると思われる。しかし、子どもは成長する。完全に養育者に保護され、すなわち支配もされているのは、せいぜい生後一年間くらいであろうか。やがて、歩き出し、言葉を発して意思疎通ができるようになっていく。子どもは、自分の欲求を自分で満たすことができるようになり、そのことが自尊心へとつながっていく。

児童自立支援施設の対象年齢は、おおむね児童期から思春期である。つまり健常発達をしている子どもたちにとっても、大人の保護（すなわち支配）から脱し、自立していこうとする時期にあたる。ましてや、非行のある子どもたちは、現実にはとても力のある子どもたちで、不適切な扱いをする大人たちに対し、大人がよしとしない方法さえも駆使して生き抜いていこうとする子どもたちである。安全に暮らせる、安定し、一貫した暮らしの枠組みの中で、愛としつけのバランスをとると同時に、他者との関わりの中で、さまざまな葛藤を調整し、乗り越え、自他を大切に生きていくかを学ぶことが重要になってくる。

(2) 社会の中で生きる個人——葛藤と修復

安全な愛着の必須要素は、喧嘩しないことではなく、仲直りできることである。否定的体験の後で、肯定的感情を再体験する過程によって、子どもは否定的感情に耐え、対人関係ストレスは調整できることを学べる。喧嘩して仲直りする過程に焦点をあて、やり遂げるよう励ますこと、支えることが、重要となる。

葛藤は、子ども同士だけでなく、子どもと大人との間でも生じるそれが、悪循環を起こすこともある。例えば、子どもにストレスの高い出来事があって、子どもが怒りや欲求不満といった否定的な感情を表出する。叫ぶ、脅す、あるいはだんまりするといった子どもの目に見える行動は、大人の側にも反応を生じさせることがある。つまり、大人は子どもの感情に気づかないだけでなく、子どもの言動をそのままやり返すといったことである。大人の反応に対し、子どもは「俺ばかり叱られる」「大人は自分勝手」といった非機能的な信念を強め、子どもと大人の間には力争いが生じ、葛藤の悪循環にはまることになる。時に、子どもの言動は、大人に「対抗性」反応を起こさせることがある。つまり、子どもの言動に、自動的に過剰に反応してしまう傾向である。

対抗性反応には二つの方向があり、一つは攻撃に向かうもので、他の一つは保護に向かうものである。対抗性反応は、自覚しにくいので、どのようなときにそれが生じているか、自らの注意と他からの指摘に開かれていることが望まれる。例えば、対抗性攻撃では、以下のような行動が生じる。見えないふり、反応を遅らせる、皮肉を言う、どなりつける、重すぎる罰を科す、脅す、身体暴力といったことである。逆方向の対抗性過保護は以下のように表れる。見えないふり、規則を甘くする、特別扱いする、彼（女）には無理、私がやってあげなければ、子どもの味方をする必要があると感じる、わかってあげられるのは私だけ、過剰に贈り物をするといったことである。

対抗性反応は、誰にでも生じるので、それをなくそうとするよりは、むしろバランスをとることを心がけることが必要になる。対抗性攻撃が生じているときは、自分はたとえ「悪役」を演じてでも厳しくあろうとする。厳しいのはよいが、子どもを理解しようとせず、変化だけを求める。そうなるとその職員も疎外され、孤立するということも生じやすい。逆に、子どものヒーローになろうとすると、対抗性過保護が生じやすい。子どもを理解しようとはするが、子どもに変化を求めることが少なくなる。不適切な行動は改めることが子どもにとっても必要である。こうなると子どもとの依存・融合が強化され、子どもの自立を阻むことになる。困難ではあるが、理解と変化の期待の両方のバランスをとることが必要なのである。これは個人で行うと同時にチームで実践するときに、より効果を発揮する。

(3) チーム・アプローチ――協働とは

協働とは、メンバー全員が、安心して、新たな関わりと行動を探求することができる信頼できる、「安心・安全の関係ネットワーク」を提供することによって、人に安全と感じさせる動き方である。もちろん、この協働関係は、子どもと大人との間でも想定されるが、ここでは、職員同士、職員と保護者、職員と関係機関職員といった子どもを支援するネットワークを形成する大人同士の関係性に焦点をあてている。

まず、不可欠なのは、大人自身が無責任なことをしていないこと、嘘をついていないこと、といった当たり前のことであるが、案外これが難しいこともある。専門家も保護者も子どもとの協働関係を作り、維持すること、子どもを囲む大人同士の協働関係を作り上げ、維持し、発展させる責任を引き受ける必要がある。

これも言うは易く行うは難しというところがあり、協働関係は以下のようなさまざまな要因でつまずく可能性がある。①コミュニケーションの問題、②主たる問題、進むべき方向について、合意がない、③仲間のひび割れ、メンバー喪失、④全体的アプローチが見失われている、⑤やり抜かないこと等々である。両親が協働関係を保ち、子どもに対して二人で責任を負っていたら、そもそも子どもが非行を起こすことや、起こしたとしても施設に入れられるまで行動が変化しないということはないような気もする。それを施設内で「新たな関係を体験する」機会を提供するわけであるから、協働関係

表1　非行を生じさせやすい生活環境を安心・安全な関係性に

非行を生じさせやすい生活環境		安心・安全な関係性
・不安定な家庭と激しやすいコミュニケーション		・安定したチームと安全なコミュニケーション
・事態が困難になると、放り出すか、怒り出す		・困難時には、選択肢を話し合い、柔軟に対応
・頼りにならないが、制限だけする	→	・頼りになる、制限もする
・家庭内不和		・統一戦線
・非難の応酬		・責任を負う
・虐待や暴力の問題を避ける		・虐待や暴力の苦しい現実に向き合う
・見捨てる		・支える
・対抗性反応に陥る		・対抗性反応に気づき対処する

作りが最初であり、最後の関門になる。非行を生じさせやすい生活環境を安心・安全な関係性に修正していくことが望まれる（表1）。

自己と関係性に変化をもたらすには、①新しい関係を体験させることができる、②一貫性を保つことによって、自己主張をして、内的統制力をもつことができるようエンパワーできる、③尊重し、目的ある限界設定は、健康な関係に必要な制限を教えることができる、といったことが必要である。こうした関係性を作ることは、一人ひとりが努力することが大前提ではあるが、同時に、一人ではできないということも事実である。

困難な仕事にチームとして取り組み、子どもたちに新たな関係性を体験させることができる児童自立支援施設の職員の仕事に敬意と感謝の念を禁じえない。

第3部　性犯罪・性暴力の理解と介入

8 性犯罪と嘘

犯罪者のつく嘘

性犯罪者に限らず、非行少年・犯罪者は、とてもよく嘘をつく。「嘘つきは泥棒の始まり」というが、これは本当だなあとつくづく思うようになった。非行・犯罪の心理臨床に携わり始めた、まじめな臨床家たちが嫌気をさすことの一つが、非行少年・犯罪者たちの「嘘」である。あまり嘘がない暮らし、あるいは嘘をつくことが得にならない世界で生きてきた臨床家たちは、彼らの話をすっかり信じ込んで、それが嘘とわかると「裏切られた」感じがして、こんな人たちと関わりたくない、こんなところにいると自分まで「まっとう」な感覚を失う、と思うこともあるようである。

矯正施設で勤務している頃に、いくつか受刑者・非行少年の「嘘」で驚いた経験がある。某刑務所の某独居舎房では、半分近くの受刑者が、真剣な表情で、「実は（事件を）やっていません」と訴える。こんなに多くの冤罪受刑者がいたのでは大変だが、この人たちは、少し突っ込んで話を聞くとすぐボロが出るし、ボロが出てもいったんは黙るものの、まったく悪びれる様子もなく、また同じようなことを言う。また、例えば、枕元には亡きご先祖が立って「お前は世が世であれば高貴な身分だ」などとお告げをするといった類の話と一緒に語られることも多いので、理由は何であれ、精神科受診系であると「理解」できるので、それほど問題とはならない。

別の刑務所で、某国から来日した窃盗団の人たちの入所時面接をしていると、続けて面接した二人の受刑者が、まったく同じ家族歴と生育歴を述べた。わりと自然な「作り話」で、一人目は疑念なく聞いてきたが、二人目にはもちろん「ありゃりゃ!!」と目が点になった。一人目のときには、簡単にだまされていたわけである。その窃盗団に入ると、日本で逮捕されたら「こう言え」というストーリーを教え込まれているらしい。同じ施設にこなければ、露見していなかったかもしれない。

ちなみに、同じ刑務所で、やはり外国人の新入受刑者が、初めての入所であるはずなのに、この前出所して強制送還になった○○とそっくりであると、職員間で話題になったことがある。指紋を調べてみると、やはり同一人物で、偽造パスポートで再入国し、再び財産犯を行い、服役していた。これらは、確信犯というか、合目的的で、ある意味「立派」というか、筋がね入りの「嘘」である。財産犯系で、それを生業としているような反社会性集団系の人々には、こうした嘘が多い。

性犯罪者を含め犯罪者たちのつく嘘には、嘘とわかっていて、事実を曲げたり隠したりする嘘と、罰などの不利益を回避するために、自分に都合のよい解釈を主張し、見たくないことには目をつぶってしまっているため他者から見ると事実とは違うという嘘とがある。この二つは明確に区別されていないことも多い。

また、「やったことを認めない」という否認には、司法場面における罪状認否としての否認と、心理的な意味での否認がある。両者には共通基盤もあるし、刑務所は司法場面でもあるので、混乱が生じることもあるが、罪状認否は法律家たちにお任せして、心理職としては、心理的防衛としての「否認」を扱うことになる。

性犯罪者の嘘

刑務所で、性犯罪者たちの性犯罪行動変化のためのグループによる治療教育を実施していると、一グループに一人や二人は、必ず「僕はやっていません（ので教育の必要はありません）」と言う受刑者がいる。裁判を経て受刑しているので、有罪が認定されているわけではあるが、それでも断固として、「やっていません」と言う。

例えば、「電車に乗ったら、混んでいて、女性の隣しか空いてなかった。疲れていたので座りたかったのでそこに座って、女性が化粧を始めたので注意したら逆恨みされ、訴えられた」「出会い系に電話したら知っている女性で、やりたくなかったが、やってくれと言うのでセックスして、そしたら付き合ってくれと言われたので、面倒になって置いて帰ったが、別れ際に『覚えてろ！』と捨て台詞を吐かれた。はめられた」「交際している女性が万引を繰り返すので、殴ってでも止めてやっていた。

最後は彼女のほうからセックスを求めてくるので、応じただけなのに訴えられた。合意のうえのセックスだった」「散歩してたら若い女性が泣いていたので、なぐさめて話を聞いてやった。ついてきたし、向こうから進んで服を脱いだので、セックスしたら突然おかしくなって飛び出していって、後から母親に訴えられた」等々である。

こちらとしては、「そんなはずないでしょう。捜査も裁判もきちんと行われているはず」とは思うが、刑務所では、本人からの話を聞けるのみで事実の確認のしようはないし、捜査や裁判にも百万分の一くらいは冤罪の可能性もないではないし、何より、「嘘をつくな」と言ってしまっては、そこで関係は切れてしまい、グループに招き入れたり、治療教育を進めたりするということもかなわなくなってしまう。また、これらの「嘘」は、ある意味では、本人の目から見た「真実」であるともいえるのである。さて、こういう状況になったとき、どう対応することがよいのだろう?

性犯罪者のつく嘘への最初の対応

筆者が「合意のうえでした」「はめられました」という性犯罪者に会い、彼らを治療教育グループに導入しようとするときには、「あなたがやったのか、やっていないのか、私にはわかりません。あなた自身が一番よくわかるはずです。冤罪であれば、なぜそうなってしまったのか、何が起きたのか、もう一度よく考える機会をもってはいかがですか? グループでみなに話してみてください」と返すことが多い。

ガチンコ勝負せず、とりあえず判断を保留にして、検討のため、「目の前に掲げて置く」のである。嘘と決めつけられなかったので、話して自らの冤罪を証明しようとするためか、もちろん刑務所で教育を拒否することは仮釈放に不利になるという判断も働いてであろうが（あくまで犯罪事実を認めないと、反省がないということで仮釈放は許可されない）、これで少なくともグループ初回への参加は得られてきた。

そのうえで、わかっていてついている嘘に関しては、正直に話し、被害者あるいは社会の視点からも見ることができるようになるように、少し時間をかけても働きかけていくことになる。

「合意」を主張する加害者には、「真の同意」と「被害者の視点」について教えることが効果があることも多い。詳細は略すが、『パスウェイズ』[1]の「同意に基づく関係」を構成するブロック図（本書図2、二四頁参照）を示しながら説明し、話し合いを進めると、単に相手の視点に立てなかったために「合意のうえ」を主張していた人は、やはり「強姦でした」と認めることも多い。例えば、「交際相手の万引を殴って止めていた」加害者は、「やはり、彼女が自分から身体を差し出すように仕向けていた。本当はいやだったんだろう、強姦だった」と自ら認め、「泣いている女性をなぐさめた」加害者は、最初は隠していた、被害者に知的障害があることや、結婚しようと言ってセックスを迫ったことをしぶしぶ認めた。

治療教育での嘘の扱い方

⑴ わかっていてつく嘘、隠し事への対応

非行・犯罪臨床の場面では、嘘をつかない、正直になるということの重要性は想像以上のものがある。したがって、どのような方法でも、嘘をつかないこと、正直であることの重要性をさまざまなやり方で教える。だまされたくない、嘘をつかれたくないという思いで、相手の尻尾をつかもうとすることは、かえってうまくいかないが、それでもやはり、できるだけ嘘をつかせないことは大切である。基本にあるのは「信頼関係」ということである。これなくしては、治療関係も人間関係もうまくいかないということを本人に体感してもらうことが大切である。治療教育の最初には、まず「嘘をつかないこと」が重要であるということを教える必要がある。どのように教えるかについては、さまざまな方法がある。

認知行動療法では、言葉や文字によるルールとして示し、教えるという認知的なアプローチをとることがほとんどであろう。他方、薬物依存者や犯罪者たちの再犯防止に成果をあげている治療共同体「アミティ」では、治療共同体の基本的前提の一つとして、「隠すことより明かすこと（Public rather than private）」を、以下のようなワークと話し合いを通して、より体験的に教えようとする。デモンストレーター（カウンセラーではなく、自ら行動で示す者として、治療共同体ではこう呼ぶ）は次のように言う。

二人の人がコミュニケーションをとり、友情を育み、人間関係を築き、互いに誠実であろうとしていると想像してください。二人とも正直で率直です。お互いに、相手の誠実さを感じることができます（二人で握手する）。

二人は友情を育もうとしていますが、ここで、仮に一人が相手を「だましている」と想像してください。例えば、片方が、相手の悪口を他の人に言っているかもしれません。あるいは二人は結婚しているのに、片方が浮気しているかもしれません。こうした嘘を二人の前にある「ゴミ箱」と考えてみてください。「ゴミ箱」は二人の真のコミュニケーションを邪魔しています。

このデモンストレートの後で、嘘や隠し事の果たす意味、嘘をつくことをどのように感じるか、嘘をついてどんなことを人に伝えたいのか、嘘をつくことにどんな目的があるのか、といったことを話し合う。

その後、それぞれ大きなゴミ箱を抱えた状態で、友人のように二人で握手してもらい、どんな気持ちがしたかを話し合う。

(2) 再犯に直結する嘘とその扱い

過去の行動についての嘘はともかくとして、現在の行動に関する嘘を見落とすことは、再犯に直結していることが多い。例えば、ある刑務所から出所した下着窃盗者は、筆者のところに治療を受けにきたが、うまく軌道に乗せることができないまま、すぐに再犯をした。後で聞いたところによると、家族に勧められて筆者のもとを訪れる前に、出所直後にすでに再犯していた。それでは、治療関係に入れるはずがないと納得した。

治療契約を結ぶ時点で、嘘をつかないこと、インターネットやポルノ雑誌などの過剰な性刺激を求めないことを約束するが、それでも嘘はつかれるということを前提にしておいたほうが現実的である。実は、「ネットカフェでアダルトサイトを見てしまいました」「嘘ついて学校をサボって万引していました」「家で父親のアダルトビデオを見てしまいました」などということはしばしば生じる。社会内で治療教育を実施する場合は、家族に本人の行動を見守ってもらうこと（モニタリング）とそのやり方をあらかじめ伝えてあるので、家族に嘘を見破られて、しぶしぶ自分から治療者に話すということになることが多い。

しぶしぶであろうと、本人から言ってきた際には、何はともあれ「話してくれてありがとう」と返す。決して批判はしない。そして、ただちに、嘘をつくに至った感情―思考―行動の流れや日常生活のあり方を一緒に検討し、そこから再犯防止のための学習をさらに進めることが重要である。嘘をつくことは、重要な警戒警報であるということを理解する必要がある。

一度、性非行少年のグループで、塾をサボって万引をしていたということが発覚したことがあり、これはまずい、何か対応しなければと考えているうちに再犯に至ってしまったことがある。その後、そのグループでは、嘘やルール違反が発覚した場合は、早急に対応することの重要性が身をもって理解され、別の少年が、鍵のかかる引き出しから父親のアダルトビデオを持ち出して見ていたことが露見したときには、両親および本人と、その行動の意味を十分に話し合い、両親が鍵をかけてあるとはいえ家庭内にアダルトビデオを置いておくことの是非を話し合い、それを是正し、本人とも日常生活について徹底的に話し合うことで、本人がいじめられて悩んでいたがそれを言えなかったことが理解でき、また両親のその少年への理解と相互のコミュニケーションが進み、治療教育はかえって進展した。嘘に気づかず、あるいは見逃してしまっていると、いつか来た道にまで行ってしまって（再犯してしまって）、取り返すのが難しい事態にまで陥っていたところであった。

(3) 性犯罪行動変化のために過去の加害行動を開示する

性犯罪行動変化のための治療教育の核となる部分に、犯行に至る感情―思考―行動の連鎖（犯行サイクル）と犯行サイクルに至る日常生活における感情―思考―行動の連鎖（維持サイクル）を明らかにして、それらのサイクルを自分で早めに止めるための再犯防止プランを作成するという課題がある。適切なサイクルと介入プランを作成するための大前提が、見つかっていないものも含めて、これまでに自分がやった性問題行動をすべて正直に話す（開示）ということである。とはいうものの、この開示が難しい。開示することが自分にとって益になるということを体感して初めて、進んで開示するということが生じる。

犯行の際に実際に起きたこと、そのときの本人が感じたこと、考えたことは、本人にしかわからないことを強調し、効果的な再犯防止プランを作成するには本当の犯行サイクルと維持サイクルを把握する必要があり、そのためには正直な開示が鍵となるということを教える。「病院に行って、本当はお腹が痛いのに、痛くないと言ったり、頭が痛いと言ったりしたら、お医者さんは効果的な治療ができないでしょう?」といった伝え方をすることが多い。そして、忘れていたことでも、思い出したときにいつでも言ってね、と話しておくと、最初は「これ一回だけです」と言っていたのが、治療教育の進展につれて、「思い出しました」と話してくれることも多い。その際ももちろん「話してくれてありがとう」である。

個別面接での開示は、治療者との信頼関係ができれば始まることが多いが、グループでの治療教育の場合、グループで話すことに安心感・安全感をもてないと、開示は始まらない。一般的な認知行動療法の枠組みでのグループでは、ルールとして教え、約束し、自助グループなどでは、「グループの中のことはグループにとどめる」といった言葉をみなで唱えるなどして、グループ内の秘密保持を保障することに努める。いろいろなやり方があるが、グループメンバー間の信頼関係を作り、凝集性を高めることが肝要である。

なお例は、複合などによる架空例であることを念のため追記しておく。

〔文　献〕

(1) ティモシー・J・カーン(藤岡淳子監訳)『回復への道のり　パスウェイズ―性問題行動のある思春期少年少女のために』誠信書房、二〇〇九年

9

性暴力行動の評価と介入

非接触型と接触型の性暴力行動の共通点と相違点

まず注意を促しておきたいのは、性行動の基準は文化や時代によって異なるので、多数派の性行動基準と異なるという意味で、同性愛やフェティシズムも性的逸脱と呼ばれる可能性があるが、これらは他の権利を侵害しない限り、露出や窃視、ましてや性暴力加害とは別枠で扱われるべきということである。本章で取り上げる性的逸脱行動は、厳密には性暴力と呼ぶべきであると考えている。

また、性的逸脱行動として、非暴力系と暴力系に分けるという考え方もあるようだが、露出や窃視なども、見たくないのに見せられる、見せたくないのに見られるという意味では、十分に「暴力」である。性暴力に加えての身体暴力の有無という区別かもしれないが、子ども相手に上手に言いくるめて行う場合は、身体暴力は伴わないこともある。性暴力の場合、非接触型と接触型とで区別することが一般的である。これらは異なる種類のものなのであろうか？

加害行動は、それがあること自体は自然な欲求を反社会的な手段で充足させようとすることから生じる。現実には、一つの欲求と一つの手段が対応するわけではないが、わかりやすくするために単純化すると、例えば、物欲は、適正と認められる手段（労働、年金等）で収入を得て、収入の範囲内で支出することによって充足させるぶんには問題とならないが、盗みによって充足させると不適正と見なされる。置引・万引・空巣といった非接触型の盗みから、すり・ひったくり・強盗と接触型になり、その極値に強盗殺人が置かれる連続体と考えうる。性欲の場合、真の同意に基づく、対等なセックスであれば問題ないが、窃視・露出といった非接触型から痴漢・強制わいせつ・強姦といった接触型になり、極地には、強姦殺人・快楽殺人が置かれる連続体が想定されうる。

すなわち、非接触型と接触型の違いは、攻撃行動（暴力）の質と量の違いである。盗みや性的逸脱に加えて、暴力という、ある意味で別の要素が大きくなることが重要である。質の違いは、侵害する境界線の違いと言い換えることもできる。非接触型であれば、社会的あるいは心理的境界線の侵害であるが、接触型であれば、物理的・身体的境界線を侵害することになる。それは被害者のダメージの違いとなることが多い。この違いは大きいが、他方、万引も強盗も他の財産権を侵害するという意味では同じであるし、露出も強姦も他の性的な自由権を侵害するという意味では変わりない。つまり、被害者がいるということは同じである。異なるのは、社会性のあり方や性暴力を支える言い訳（歪んだ認知）の仕方であり、これらは接触型内でもさまざまである。つまり、例えば成人対象の強姦者と子ども対象の強制わいせつ者とでは、彼らから受ける印象や、社会性の程度やあり方、そして反社会的行動を支えている認知（態度）が異なる。

非接触型がずっと非接触型に留まることもありうるが、見つからなければエスカレートする危険性もある。非接触型の間接攻撃は、接触型の直接攻撃の前兆となることがある。治療的介入を行う場合、攻撃行動の評価を行うことが重要である。また身体暴力を伴う性犯罪者は、非暴力的な性犯罪者に比べ、性犯罪のみならず、他の暴力犯罪の再犯の危険性が高くなるので注意を要する。

性暴力行動の攻撃性と感情調整、衝動制御、および攻撃に関する態度の臨床的評価

攻撃性の評価を行う場合は、何より性暴力行動自体を詳細に評価することが肝要であるが、司法の枠組みを経ていない場合、また介入当初は性暴力行動の詳細が開示されないことも多いため、それが困難な場合もありうる。その際は、感情調整、衝動制御、および攻撃に関する態度を評価することが適切である。この三点は、攻撃行動の先行要因として、重要なものだからである[2]。

性暴力加害者には、感情調整の問題がしばしばみられる。親密な関係性には感情の交流が必要であるが、それが難しいことが対等な性行動ではなく、一方的、暴力的な性行動につながるのかもしれない。感情表出を抑え込んだり、あるいは過度に激しい感情表出をしてしまうといった感情表出の調整に課題がある場合は、比較的対応はしやすい。しかし表出以前に、感情、特に、みじめさ、寂しさといった自身の脆弱さを体験させるような否定的感情を認識することが難しいこともしばしばある。発

達障害などの生物的な要因もありうるが、生い立ちの中で生じてきた特徴であることも多い。

身体暴力行動の場合、制御力不足が問題となる者と、制御して反社会的行動を行う者とがいる。前者を熱い暴力、後者を冷たい暴力と呼ぶこともある。しかし、性暴力の場合は、多かれ少なかれ、反社会的行動を遂行するために衝動を制御しているように思われる。むやみやたらに飛びついているわけではなく、やれそうな状況や被害者を選択し、さらには状況を操作し、狩りのように「獲物」を追い込んでいくことに「力」を感じている者も多い。

性暴力に関する態度は実際には非常に重要であるが、態度は見せかけることができるので、また性暴力行動をしない人には想像外であることも多いので、きちんと把握することが案外難しいこともある。ここも具体的な行動を一つひとつ聞いていって、その背景にある「思考」を押さえていくことが不可欠となる。

いわゆる性暴力行動を支える「認知の歪み」を熟知しておく必要がある。これは、犯行の数と同じくらいの数のさまざまな思考の歪みがある。例えば、家庭も築き、仕事も維持していて、社会性にも問題がないように見える人が、浮気性だった父のようにはなるまいとしていたのに、犯行前には自分も浮気をしていたりする。その背景に、「退屈やストレスを女性関係で紛らわすことは、男として普通のこと。女性関係は、自分中心でよい。切りたくなったら切ればよいから楽」という態度があったが、もちろんそんなふうには言わないし、自身の認知の歪みには気づいてさえいないことがほとんどである。そして、よく社会で機能している人ほど、もっともらしいことを言うのは上手である。

再犯リスクの評価とリスク・マネジメント

臨床的評価に加えて、実証データに基づく再犯リスクを評価し、犯罪原因となるリスクを管理することによって、性犯罪を含む犯罪行動を変化させるための教育プログラムは発展してきた。リスク因子は、ほとんど変化しないが、長期的再犯予測には関連性が高い過去の犯歴等の静的リスクと、変化しうる動的リスク（これをニーズとも呼ぶ）の二種類に分けることができる。動的リスクはさらに、治療教育的介入のターゲットとなる、暴力への態度や認知の歪みといった比較的安定した動的安定的リスクと、暴力サイクルの誘因として作用するため管理を要する、状況に応じて短時間で変化しうる動的急性的リスクに分けられる。

ちなみに、治療教育のターゲットとなる性犯罪に関する動的安定的リスクは、逸脱した性的関心（子ども、強姦、覗き、盗撮等）、性にとらわれていること、反社会的志向（不安定な生活、ルール違反等）、性暴力に寛容な態度、親密性の欠陥（子どもとの情緒的同一視、安定した愛情関係の欠如等）があげられている。一般的な動的急性的リスクとしては、否定的気分、怒り、酩酊、潜在的被害者への接近、社会的サポート喪失等があるが、犯行サイクルの引き金となる誘因は個々に異なるので、まずはそれを見つける必要がある。

性暴力に関して英語圏では、静的リスクについてはStatic99、動的安定的リスクについてはStable、動的急性的リスクについてはAcuteが代表的な評価尺度であるが、他にもSORAG、RRASOR、MnSOST、少年用のJ-SOAPなどが開発されている。[(1)] 日本では、法務省が、Static99やStable-2000

等を基盤とした日本版性犯罪者ニーズアセスメントツール（NAT2005）の標準化に向けての取り組みを行っているが、一般社会にデータが公開されていないことが残念である。

筆者は、リスク・ニーズ尺度による評価は、効果的な評価や治療教育的介入のために十分ではないが、必要であると考えている。というのも、性暴力は、被害者や社会に甚大な悪影響を及ぼす行動であり、また個人内の要因のみでなく、状況や環境にも大きな影響を受けるものであって、動的安定的リスクの低減とともに、動的急性的リスクの管理が不可欠であるからである。リスク・マネジメントの基本的考え方は藤岡[4]に詳述したので、関心のある方は参照されたい。

自己制御モデルとグッドライフ・モデル

二〇世紀前半に、精神分析的手法によって性嗜好の治療が開始され、一九六〇年代になると、逸脱した性衝動に対して男性器測定器を用いての嫌悪条件付け＋対人スキル訓練といった行動療法的介入が行われるようになった。すなわち当時は逸脱した性嗜好が性犯罪の基盤と考えられていて、逸脱した性的興奮を低減させることが治療の焦点となっていた。

一九七〇年代以降になると、反社会的行動を支える反社会的認知の重要性が認められるようになり、認知の歪みへの挑戦と被害者への共感性を高める介入を組み合わせたプログラムが開発され、さらに八〇年代には、物質依存の治療で用いられていた再発防止プランが加えられることにより、現在の自己制御モデル（self-regulation model）に基づく、性暴力行動変化のためのプログラムがほぼできあがっていった。こうしたプログラムの焦点は、性的興奮の低減ではなく、性的興奮パターンを変えることにある。

さまざまなプログラムが開発されているが、基本的には、露見していないものも含めてすべての性暴力行動を詳細に開示し、それに基づいて、性暴力行動を起こすに至る認知—感情—行動の犯行サイクル（またはパターン）と、犯行サイクルを維持させている日常の無責任な行動や認知、感情の維持サイクル（またはパターン）を知って、二つのサイクルがまわることを阻止する認知や行動をとるプランを立てて実行するという自己制御を促すものである。また、これらのサイクルをまわしていく認知の歪みや犯行の危険を高める状況、犯行サイクルを誘発する状況や刺激といったことも学んでいく。繰り返しになるが、ここで自己制御と呼んでいるのは、衝動を低減させることではなく、同意に基づく、対等な性関係へと衝動のパターンを修正し、制御していくことが目標となる。

とはいうものの衝動パターンの修正は、そうたやすくはなく、いきおい介入プランは、誘発刺激となりそうなものを避ける、危なくなりそうな状況を避ける、せいぜい代わりの行動をとる、といった回避中心のものになりがちであった。そうなると、生活や生き方そのものが萎縮していき、楽しいこと、よいことが少なくなっていき、いったんは行動を変化させたとしても、その維持が難しく、自己制御にストレスしか感じなくなって、もとのパターンに戻ってしまうということも生じる。

こうした回避のパターンを越えるために考案されているのが、グッドライフ・モデル（good lives model）である。従前の自己制御モデルと組み合わせて使われるものであるが、自分にとって重要なもの、人生で得たいものについて考え、単に再犯を回避するのではなく、達成可能な目標と、よりよい、豊かな人生の実現に向けて積極的な活動を推進することを強調している。ロゴ・セラピーを想起させるような生命、知識、仕事と遊び、自己選択と自立、心の平安、親密な関係、コミュニティ、精神性、幸福、創造性という一般的な一〇の価値と人生の目標を、自分自身にとっての意味という面から再考するところに特徴がある。(5) グッドライフ・モデルは、現在のポジティブ・サイコロジーなどの影響も受けつつ、行動変容のための動機づけに関して新たな方向性を取り入れたものと評価できよう。

変化への動機づけと開示

グッドライフ・モデルの導入でも示唆されるように、性暴力の治療教育で要諦となるのは、実は変化への動機づけと性暴力行動の開示にあると考えている。変化への動機づけがしっかりと行われ、その動機づけによって、正直な開示がされれば、性暴力行動や不適切な日常生活のサイクルや介入プランを作ることは、慣れてくればそれほど困難ではないというのが実感である。特別な働きかけをしなくとも自ら変化を望む者もいないわけではないが、いつでもそううまくいくとは限らない。変化の段階(3)を前提に介入を工夫することは必須である。

例えば、犯行が露見したものの、被害者あるいはその保護者が告訴することを望まず、司法手続きにかからないことも、現実にはそれほど珍しいことではない。その場合、加害者は、変化をまだ考慮してさえいないことが一般的である。処罰や体面を恐れて、平身低頭で謝罪していたとしても、とにかく早くこの嵐が過ぎ去ってくれないかと身をかがめているだけであることがしばしばである。被害者側が表沙汰になることを恐れる理由がなくなるような社会になることを、筆者としては望んではいるが、それは本章とはまた別の課題である。

変化の前考慮段階の場合、まず考えさせ始めるには、「堀を埋める」必要がある。ここでは、家族や弁護士、教師や関係機関の専門職などの、本人にとって影響力をもつ人たちの態度と働きかけが大きな意味をもつ。彼らが、変わることの大切さと、変わらないことの大きな不利益を本人に伝え、変化を考慮し始めさせることが不可欠である。時として、家族や弁護士は、本人とともに処罰を軽くすることのみに目が向くことがあるので、支援者は周囲と本人とに働きかける必要がある。

仮に懲役刑を宣告され、刑務所に入れられたとしよう。このままではまずいなあと変化を考え始めることはありうるが、放っておいてそのまま変化のためのつらい努力を続けるようになることはなかなか難しい。既述のイエイツとプレスコット[5]は、第1章で、性暴力行動を変化させることは、どこか悪いところがあったら医者に行って薬をもらって治るとか、車が故障したら修理屋に持っていって直してもらうとかいうのとは違い、むしろダイエットに似ていて、専門家の助言を受けるのは望ましいが、食事を減らしたり、運動するのは自分だ、と記している。服役している性暴力者も、誰かに「悪いところを直してもらいたい」とは思うようにはなっているかもしれないが、それは自分の努力でしか達成できないとは理解していないし、ダイエットでさえ続けるのは困難で、いったん痩せたとしてもリバウンドがよくある。

初入者で、他の犯罪性は低い性暴力者の場合、そして家族などが本人の変化を期待して待っていてくれる場合、動機づけは一定高まっているが、この場合、障害となるのは「刑務所文化（環境）」であることも多い。一般の刑務所では、性犯罪は低く見られて下手をするといじめられの対象になるし、なまじ犯罪性が低いだけに、刑務所の中で生き延びることに必死で、自省したり、ましてや自らの犯罪行為を開示してその修正に取り組むなどということは非常に困難である。性犯罪者の改善指導のグループが実施されている場でさえも、他のメンバーを信じて、グループを作り、動機づけを少なくとも準備段階までもっていくまでに時間と労力を要することは一般的である。

累入者となると、さらに困難がある。他の犯罪性もみられる者、生活そのものがうまくまわっていなかった人たち、家族との縁が切れていて、仮釈放も望めないどころか、帰る先も仕事のあてもない、といった多重の困難を抱えている者も多く、何より「どうせ何をやっても変化はしない。無理」という諦めが先に立つ。どうせ無理なので、いまさら自分の恥をさらして改善に取り組む気にはなれず、いやなことがあれば、喧嘩をするか、規律違反をして、自ら「処遇」から外れ、逃れていこうとする。こうした人々に対しては、息の長い取り組みが必要となる。本人のみならず、支援者や周囲の者たちも「諦め」がちであるからである。この場合、どのように変化の希望を持ち込むかということが鍵となる。

もちろん日々の生活の中で少しでも自己効力感をもてるような、本人をエンパワーするような介入を積み重ねていくことが基本であるが、「回復のモデル」と周囲とのつながりによる安心・安全感を作り出していくことがきわめて重要である。ともに回復を目指す当事者中心のグループを作ることが有益であるが、現在の刑務所環境は、すべての回復力を奪っていくようになっており、犯罪行動の変化や回復という目標からすると、むしろ妨害的であると言わざるをえない。とはいうものの、ある官民共同の刑務所では、「回復共同体」を実施していて、さまざまな罪名の人たちが混在する中、性犯罪の人たちも何人かいる。そこでは、入ったばかりの人も、先輩たちが犯罪行為を開示し、自らの人生と責任に真摯に取り組むのを見て、自らも開示していく。そして先輩たちは、先行く仲間として、回復のモデルと希望を示すと同時に、後からきた人たちに、初心を思い起こさせられてリフレッシュし、来し方を振り返ることができる。

刑務所の中で性犯罪者処遇プログラムが実施されるようになったことは画期的である。さらに一歩進めて、そのプログラムが十全に機能するよう刑務所を変えていくことが喫緊の課題である。人に変化を求める者は、自らも変化をしていくことが求められている。自分にできないこと、やろうとしないことを、他に求めることは図々しすぎると考えている。

変化への動機づけと安心感・安全感がもてれば、開示は進むし、開示が進めば、実現可能で、具体的で、効果のある介入プランの作成はすぐそこである。

自己制御モデルと回復モデル、そして社会モデルの統合に向けて

自己制御モデルは、個人内に原因を求めるという意味では、従前の医療モデルと共通するが、自分で自分の行動を制御するようになることを目指し、そのために本人をエンパワーすることを重視するという意味では、新たな可能性を示してきた。しかし、衝動制御への介入は、専門家が治すという医療モデルでは対応しきれない。「病気やけがを治すこと。また、そのための医学的措置」という意味

での「治療」という言葉を使い続けることは、自己制御モデルを実施する際には、逆効果となると考えている。

グッドライフ・モデルでは、「心しておくべき最も大切なことは、真の変化はあなたの内にある、ということです。周りの人はあなたを助けることはできますが、自身の人生を変える決断をできるのはあなたしかいません。性犯罪者のアセスメント（評価）と治療の専門家はたくさんいますが、あなたがどんな人であり、どんな人になりたいかについての真の専門家は、あなた自身しかいないのです[5]」とし、専門家の助言を受け入れるかどうかも自身の判断だと強調している。自己制御モデルは、本人が本人の専門家になることを支援するモデルと考えられる。

そうした本人の動機づけを重視するようになった背景の一つには、回復モデルの影響がある。回復モデルとは、困難と折り合い、自己の生を充実させていくことを目指す、自助グループなど当事者主体の方法であり、変化への希望、12ステップなどに示される回復の地図、回復の「旅」の仲間、新たな役割の取得などに特徴がある。一九世紀末にイギリスで始まったセツルメント運動のフォーラムで、自由に語ることによって友人がアルコール依存症から回復をするのを見たW・ビルが、ボブ医師と結成したアルコール依存症からの回復を目指す自助グループ、アルコホーリクス・アノニマス（AA）は、全世界に広がり、その後、薬物依存や買い物依存、ギャンブル依存等々、さまざまな衝動制御の問題から回復する自助グループの嚆矢となった。前述の回復共同体も、AAで回復したディードリックが、ともに居住して、たくさんのミーティングと日々の暮らしの中で役割や責任を果たすことによって、「専門家には治せない」と言われた薬物依存者たちが驚異の回復を示したことから発展した治療共同体「シナノン」の流れを組んでいる。当事者主体であるだけに、変化への動機づけや、回復の希望をもたらすことは、専門家には及びもつかない力を発揮する。

時に、専門家が、自分にできることはない、当事者に任せておけばいいやと考えたり、あるいは当事者が専門家は不要だと見なすことも起こりうるが、当事者にその強みがあるように、専門家にも、データを蓄積して分析することや、これまでの知見や経験を整理し、まとめ伝えていくことなどの強みがあり、何より、回復にはまず当事者とそして社会とつながっていくことが不可欠であるので、この二つのアプローチは、力を合わせていくことが最善である。

この二つはいずれも主として、個人に働きかけていくものであるが、どちらも「エンパワー」という言葉が鍵となると考えている。そして、エンパワーは、個人の持てる力の発揮を妨げる社会や環境の要因に働きかけていくことを包んでいる。社会モデルと呼ばれるものは、個人の側の要因よりも、社会の側の要因を重視し、環境や状況を変えることによって問題を解決しようとする。修復的司法の具体的手法である対話も、話し合いをする人々の力を信頼することが前提となる。

この三つのモデルは、強調点や方向性は異なる面もあるが、個人と環境の両方に働きかけていくことが、(性) 暴力行動の変化という課題には最も効果的であることは言うまでもない。

〔文 献〕

(1) Andrews, D.A., Bonta, J., Wormith, J.S.: The recent past and near future of risk and/or need assessment. *Crime Delinquency* 52: 7-27, 2006.

（2）Connor, D.: *Aggression and antisocial behavior in children and adolescents: research and treatment.* Guilford Press, 2002.

（3）DiClemente, C.C.: *Addiction and change: how addictions develop and addicted people recover.* Guilford Press, 2003.

（4）藤岡淳子「刑事司法と社会福祉の連携の現状と課題—再犯予防の観点からみた連携」『犯罪と非行』一六七号、五—二五頁、二〇一一年

（5）Yates, P.M., Prescott, D.: *Building a better life: a good lives and self-regulation workbook.* Safer Society, 2011.（藤岡淳子監訳『グッドライフ・モデル—性犯罪からの立ち直りとより良い人生のためのワークブック』誠信書房、二〇一三年）

第4部　犯罪行動を変えるために

10 アセスメントからケースフォーミュレーション

アセスメントは、情報に基づいた効果的な治療を行ううえで不可欠であり、その後の介入すべての基盤を提供する。それは個々バラバラに「心理機能」を測るためのものではなく、持てる力を伸ばし、弱点を補うためにクライエントの多様な側面と彼（女）をとりまく環境とに関わる情報を入手し、まとめていくことを目指す。ただし、アセスメント結果を求めている機関や対象者の特質に応じて、入手すべき情報や報告すべき重点は異なる。また、近年は、問題や欠点に関する情報だけではなく、本人と環境のもつ強さやレジリエンスに関する情報を考慮することの重要性が強調されるようになってきている。実際に治療や介入を行う際には、強さとリソースが重要な役割を果たすからである[4]。

本章では、①最初に会ってアセスメントに必要な「関係」を作ること、②必要な情報を集めること、③集めた情報をもとに「見立て」を行い、それをクライエントと共有しながらともに今後の方向性を作っていくこと、および他者に伝達するためのケースフォーミュレーション（事例定式化）、という三段階を追いながら、重要と考える点を論じる。

アセスメントに必要な「関係」を作ること

(1) 不安と緊張への対処

アセスメントは、臨床家にとっても緊張する場面であるが、クライエントにとっては、さらに不安と緊張が高いことがほとんどであろう。心理臨床では、面接室などの臨床家のフィールドで行うことが多いので、クライエントにはアウェイとなるのでなおさらである。最初に顔を合わせた際の表情、姿勢、態度、服装、印象などは、新奇場面でのクライエントを表す重要な情報である。それらの情報をインプットしたうえで、できるだけ速やかに平常な状態に近づけるよう心を配る必要がある。それには、安心・安全感を体験してもらうことが必須である。そのために留意すべきことにはどのようなことがあるだろうか？

まずは、臨床家自身が安心していて、穏やかで信頼できる印象を与えることが不可欠であろう。これを満たすには、ある程度場数を踏むことが必要である。アセスメントの手順を構造化しておき、次に何をやるべきか十分に把握していることも役に立つ。事前に得られている情報に目を通し、どういったことが問題となりうるのか心当たりをつけ、必要な書類やツールをきちんと用意する。面接の時間をクライエントの課題に集中できるよう自身の集中力や他者への関心など情緒的安定を維持しておくことが前提となり、そのためには日頃の自身の心のケアが必須である。これはアセスメントに限らず、また臨床に限らず、仕事をするうえでの大前提でもある。

(2) アセスメントの目的・枠組み・秘密保持の原則とその限界を伝える

臨床家自身にとっても枠組みや手順を明確にしておくことが安心につながるのと同様、クライエントにとっても、明確な枠組みの提示、予想と見通しの提供が、安心感構築の基盤となる。

迎え入れ、来談をねぎらい、自己紹介をし、クライエントの氏名等を確認した後は、来談についての今の気持ちや思いを尋ねる。本人がアセスメントを受けることに積極的なのか消極的なのかを見ながら、アセスメントの目的と、どうやって進めるか、どのくらいの時間がかかりそうか、結果をどのように使うかといった枠組みを説明する。特に大切なのは、「秘密保持の原則とその限界」である。「ここでの話はここだけのこと。家族にも伝えない」という原則と、ただし主治医、弁護士などのアセスメントの依頼者に対しては報告すること、そして自傷他害の恐れがある場合は、秘密保持の原則には従えないことを明確に伝える。ちなみに家族同伴で来談した場合、最初に同席でこうした枠組みや秘密保持の原則とその限界について共有した後、家族には席を外してもらう、あるいは別室で別の者が話をうかがうほうがよいと感じている。これは本人中心であることを示すことにもなる。面接の最後に家族に戻ってもらい、今後の方向性について共有しておく必要があることを話し合う。

ほとんどの場合は、ここまでで、こちら（臨床家）に目が向いてきたという印象をもてる。

(3) 動機づけと協働関係

加えて、アセスメントは本人の正直な話がないと不可能であること、その意味で、本人と臨床家の協働作業であることを強調し、嘘や隠し事をできるだけしないようお願いする。どうしても言えないときは、「言えない」と言ってほしいと伝え、「後で思い出したときはいつでも言って」と頼んでおき、後から「事実」を知った場合は、「話してくれてありがとう」と感謝を述べる。これでだいたい自分から話してくれるという構えができる。アセスメントの結果は本人も確認できること、あるいはフィードバックすることも伝える。専門家にお任せしておけばよいとか、あるいは支配されるという関わりではなく、できるだけ本人が自身のパワーを体験し、発揮できる状況を作り、力を合わせて作業を行っていくという関わり方を提示することが大切であると考えている。

専門家の役割と責任は、安心・安全な場を作り、そこで本人の力を十分に発揮できるようにすることであり、その意味でのリーダーシップと専門性の発揮は不可欠である。そうした場を作るためには、本人に、こちらが望んでいることを明確に示す必要がある。

必要な情報を集めること

アセスメントに必要なある程度の協働関係が作れたら、いよいよ必要な情報を集めていくことになる。主となる方法は、やはり本人との面接であろう。とはいうものの、心理検査等の検査、あるいはカルテや公的記録、さらに家族からの情報など、第三者からの情報を照らし合わせていくほうが、より信頼性・妥当性が高く、全体像としてクライエントを立体的にとらえることができるであろう。

必要な情報をあげると以下のようなものとなる。

①個人的要因（生物的／発達的、心理学的特性、行動面／対人関係の困難など）
②環境的要因（幼少期の親子関係・家族の問題、学校適応、ストレスなど）
③誘発要因
④個人的な維持要因（主訴あるいは問題の詳細、自己概念と社会的機能など）
⑤個人的な保護要因（主訴あるいは問題の詳細、自己概念と社会的機能など）
⑥環境的な維持要因（主訴に対する周囲の態度、家族機能、社会的状況など）
⑦環境的な保護要因（主訴に対する周囲の態度、家族機能、社会的状況など）

このように列記すると、聞き漏らしてはならないとか、短時間でこんなに聞けないとか当惑する可能性もあるが、実際には、これらを一つひとつ聞いていくわけではない。これらを頭の片隅に置きつつも、できるだけ本人に自由に話してもらい、そこから道筋を見つけ、仮説を立て、それを検証する質問をしながら、個人と環境について、その特徴と弱みと強み、それらがどのように現在の主訴あるいは問題につながっているか、全体像をつかむことを目指す。以下に筆者の考える「コツ」をあげておく。

(1) 面接

例えば、司法場面でのアセスメントなどで、犯罪事実から聞き始めることに抵抗感があり、面接をどこから始めるか迷う人も、案外いるかもしれないが、そうした場合も含めて、まずは来談理由から入るのが自然であろう。来談理由とか主訴とはいっても、表に出ているもの、例えば家族や学校、裁判所など他の人から来させられた理由と本人の意図とは異なることが普通であるからである。ここまでに一定の信頼関係や話す構えができていれば、来談理由についてご自由に話してくださいと水を向ければ、自身の方向づけで話し始めてくれる。

このように自由に話し始めた最初の五〜一〇分は、特に集中して耳を傾け、よく観察し、クライエントについて仮説を立て始める大切な時間である。話のまとまり、どこから話を始めるか、それは外的な来談理由と同じなのか違うのか、どの程度正直あるいは率直か、アセスメントや面接者に対してどのような構えがあるのかといったことを心にとどめながら、話をうかがう。ある程度のまとまりと話す意欲があれば、しばらくはふんふんと聞いているだけで、むしろ余計な質問を挟まないほうが話は進んでいく。質問には、「流れを変える」「視点を転動させる」という効果があるので、まずは本人の視点にできるだけ近づけるよう、流れに棹ささず、身を任せて相手の波長に自身の波長を合わせていく。事前には思っていなかった事実が明かされ、展開していくこともしばしばである。ここで話がうまく流れないことがわかれば、クライエントの主体性をできるだけ損なわずに情報を集める話の聞き方の工夫を施す。

ある程度調律でき、あるいは話がひと段落つくと、「会う前よりほんの少し見えてきた」という気がしてくる。最初はどこへ行くのかまったくわからない冒険のようなものであるが、徐々に見たことのある風景、似た風景を頭に浮かべることができてくる感じがする。「こういう風景だと、ここが大切なのでは？　こうなっているのでは？」という疑問が浮かんでくるので、そこを質問する。流れている舟に少し別の力を加えて、進行方向を少し修正したり、様子を見るという感じであろうか。欲しい情報を入手し、また質問に対する本人の反応を見聞きしながら、仮説を発展あるいは修正させていく。流れのなかで、問題の経過や家族、生育歴に関わる質問をすれば自然に話が広がり、そのなかで、心理機能やその特徴といったことも見えてくる。アセスメント時に特に必要なことは、傾聴し、共感しつつも、現実検討や論理的思考を見失わないことである。

一点から始まって、徐々に広がり、「絵」になってくる感じがすると、ワクワクしたり、ちょっと驚いたり、こちらの感情も動くことが多いが、冷静な思考を保つ必要がある。同時に、折に触れ重要と思われるポイントでは、可能な限りの理解と共感とを示す。そのほうが、クライエントも話しやすく、話は展開しやすいように思える。

(2) 本人との面接以外の情報

紙数の限りもあり詳しくは述べられないが、心理検査、公式記録、本人の他の場面での行動観察、あるいは家族や教師など身近な人からの面談等による情報など、他にどのような情報を集めるかは、重要な判断となる。心理検査や他の検査をするのか、するとすれば何をどのように行うのか。無闇に多種類の検査を実施することもみられないでもないが、対費用効果を考えつつ、戦略的にテストバッテリーを組む必要がある。例えば、司法臨床ではリスク・アセスメントが不可欠であるなど、それぞれのフィールドに応じて基本となるバッテリーはある程度決まってこよう。

「見立て」からケースフォーミュレーションへ

九〇分程度の面接後、その時点での「見立て」を本人（および家族）と共有し、治療や介入によってどの程度問題が改善する見込みがあるか、どのような治療や介入の効果が期待できるか、費用や期間はどれくらいと予想されるか、それらを受ける意思があるかどうかを話し合う。他機関からの依頼によるアセスメントの場合は、その機関による今後の流れなどを説明するし、自身の機関で治療を受ける場合には、治療の枠組みや仕組みなどを説明し、治療契約にまで至ることが多い。もちろん、「見立て」は治療と介入の進展や結果を見ながら、随時見直し続けることを説明する。次の予約を取り、それまでにやっておくべきこと、注意すべき点があればそれを伝える。

情報収集後にもまだ重要な仕事が残っている。アセスメントから得た大量の情報を整理し、まとめることである。介入プランを作成したり、他の治療者や機関に説明したりするためには、不可欠な過程である。ケースフォーミュレーションとは、検証可能な仮説を進展させるような方法で重要な情報を統合することである。それは、①問題を明確にし、②問題がどのようにして始まり、どう維持されているか理解を助け、そのうえで、③個別の治療・介入計画を策定することを目標とする。したがって、どのような情報を入れ、どのようにまとめ、治療計画を立てるかは、基盤とする心理学的モデルによって異なる。ケースフォーミュレーションは、理論に基づき、その理論の実証的な根拠によって支えられていなければならないのである。[3] 本章は、認知行動療法に基盤を置いているが、もちろん精神分析に基盤を置くこともできる。[2]

どのような理論的モデルを使うかは、それぞれのフィールドや臨床家によって異なるであろうが、自身の臨床に有効な理論を中心に、活用できる理論的モデルを学び続ける必要がある。例えば、性加害行動をもつ少年のアセスメントを行うとなれば、RNR理論は必須であるし、加えてグッドライフ・モデル、さらにアタッチメント、精神力動論、認知行動療法、発達理論などに目を配っておくことが望まれる。そして、理論はアセスメントとケースフォーミュレーション、そして治療と介入の経験から学ぶことによって、臨床家のなかにしっかりと根づき、自身の言葉で活用できるようになる。

最後になるが、プリント[4]が、ケースフォーミュレーションは「しっかりとしたアセスメントに基づいたものであり、できれば若者自身や彼らを支えるネットワークと協働で行なわれることが望ましい」と述べているように、狭い意味での心理臨床にみられるような、個人しかも場合によってはその心理面だけに注意を向けるものではなく、家族や学校・職場、友人関係、地域社会といった環境面に関する情報と個人との関わり方についても情報を集め、介入計画に盛り込んでいくことが、今後の臨床実践において重要性を増していくものと考えている。そうなると、心理学的理論ばかりではなく、社会学など近隣領域の理論にも目を配る必要が生じてくるであろう。

〔文　献〕

（1）伊藤絵美『認知行動療法実践ワークショップI―ケースフォーミュレーション編1　インテーク面接・初回セッション・応急処置』星和書店、二〇一〇年
（2）ナンシー・マックウィリアムズ（成田善弘監訳）『ケースの見方・考え方―精神分析的ケースフォーミュレ

ーション』創元社、二〇〇六年
（3）アーサー・M・ネズ、クリスティン・M・ネズ、エリザベス・R・ロンバルト（伊藤絵美監訳）『認知行動療法における事例定式化と治療デザインの作成―問題解決アプローチ』星和書店、二〇〇八年
（4）ボビー・プリント編（藤岡淳子、野坂祐子監訳）『性加害行動のある少年少女のためのグッドライフ・モデル』誠信書房、二〇一五年

11

犯罪者はどんな人たちか?

「犯罪」と日常生活

非行・犯罪の心理学の講義を、筆者は「非行少年・犯罪者はどんな人か?」という質問から始めている。学部二回生たちからは、「コンビニの前に夜たむろっている人たち」「隠れてタバコを吸っている」「親や先生の言うことを聞かない」といった反応がまず出ることが多い。これらは「犯罪」ではない。成人であれば問題とされない喫煙、夜遊び、非従順は、未成年であるという立場によってのみ「問題」とされうる。

次に出てくるのが「盗み」「無免許運転」「喧嘩(暴力)」などの行為で、「法律違反をする人たち」という意見である。では、あなたは交通違反をしたことはないのか? 法律に反したことはないのか？　と問うと、法律違反をしたことはないという学生はほぼいない。それではあなたは犯罪者か？と問うと、「違う」と戸惑ったような答えが返ってくる。この先生、屁理屈多いなあという顔をされることもある。

重ねて、子どもの虐待防止法やＤＶ防止法がなかった時代には、子どもや妻を殴っても「しつけ」とされて問題にされなかった。では、法律があるから犯罪者が生まれるのであって、法律さえ作らなければ犯罪もなくなる、それでＯＫ？　と聞くと、ＯＫではないとのことで、なぜ法律が必要かという反論や説明が試みられる。

では、例えば「黒人は白人とは違うバスに乗らなければならない」という「法律」があって、それに違反して、かつ警官に逆らったとして投獄されたら、それは犯罪か？　それとも、人権侵害に対して抗議した人を投獄した社会が犯罪を行っているのか？　さらに、では犯罪を行っても見つからない場合はいかがか？　窃盗であれば、犯人として検挙される割合は二〜三割である。見つからなければ「犯罪者」ではないのか？　性犯罪被害にあった人が誰にも言わない、あるいは警察に届け出なければ、犯罪自体がなかったことになるのか？　等々、問いを重ねていくと、明確であったように思えた「犯罪（者）」が実はそれほどはっきりした概念ではないような気がしてくる。少なくとも、「私たちは正しい⇔彼（女）たちは間違っている」「彼（女）は犯罪者⇔私は犯罪者ではない」、あるいは「自分と犯罪をする人とはまったく違う」「犯罪をする人たちは自分たちとはまったく違う人なのだから、刑務所に入れておけばよい」あるいは「気の毒だから更生させてあげよう」という「常識」が少し揺らいでくるような気さえする。

とはいうものの「私たち」が犯罪や犯罪者を別世界のものとみなし、紋切型でとらえているのも、ある意味無理はない。「犯罪者」はテレビのニュースや映画、小説などのフィクションでしか見たことがないし、犯罪者は自分を犯罪者と明かしはしないし、犯罪被害にあう可能性や自身が犯罪を行っている可能性などをいちいち考えていては、日常生活を送るのに差し障りが出てきかねない。私たちは、自分と人とをある程度信頼し、安心・安全であるということを前提に日常生活を維持しているのであろう。

逆にいうと、「犯罪者」と一口にいっても実にさまざまではあるが、何らかの事情で自分と人とを信頼できないとき、安心・安全な日常生活を体験できないとき、人は「罪を犯し」、その行為が露見したときに「犯罪者」と呼ばれ、そのことがますます自他への信頼を失わせ、「普通」の日常生活から遠ざけていくのではあるまいか？　私たちが、犯罪者を別世界の違う人たちとみなすことは、単に「知らない」がゆえもあろうが、「知りたくない」から、彼らに自分と似たところを見出すことは、自身への信頼を揺るがし、安心・安全感を脅かすからと考えることもできよう。

本書は「非行・犯罪の心理臨床」がテーマとなっており、日頃見ることのできない、「普通ではない犯罪者と呼ばれる人々」のありようを垣間見ることで、自分とはやっぱり違うと安心することを期待するむきもあるかもしれないが、むしろ私たちすべての人間にある心の動きがどのように犯罪につながるのか、どのようにすれば犯罪を行った人が「安心・安全感」を取り戻して、犯罪行為を手放していくのかということに焦点をあてる。

犯罪学的に言えば、「犯罪を行った人々の個人的特徴」と同時に、「誰が、何を犯罪とし、どのように対応するのか」ということと、個人を排斥・疎外することによって犯罪行為を生じさせ、あるいは続けさせる「社会の犯罪」を念頭に置いて論を進める。

誰が、何を「犯罪」と決め、どのように対応するのか？

人間が集団を作って生活している以上、何らかの方法で個人の行動を統制する必要があることは否定できない。歴史的には、超越的存在（神）の定めた戒律に反すると神罰が下る――具体的には、神の言葉を聞く神職者によって裁かれるというシステムが支配的な時代もあったが、宗教的権威への人間の挑戦を経て、現代日本社会では、民主主義国家であることを前提に、国家が定めた法律に違反する行為として犯罪を定義することが一般的であろう。この場合、法によって定めた手続きに従って、警察・裁判所・刑務所などに籍を置く専門家が裁くことになる。この境界線を越えて一度でも裁かれた者を、「犯罪者」と呼ぶことが多い。しかし、この法的仕組みの基盤には、家族・学校・職場あるいは地域社会や趣味の集まりといった一定の機能を果たす共同体において共有されている価値や慣習があり、それに基づき、法律には抵触しない行動が罰せられることもあるし、国家機関に知らされれば刑罰の対象となる行動も別のやり方で処罰されることもある(1)（表2）。

おそらく人々は、ある時間や場所、日常生活の一部を共有する人々の間における「ルール違反」に対しては、自分たちで解決を試みようとし、日常をともにしない人々の介入を避けようとする。そうした対応には意味があり、ある個人や集団の行動が他の個人や集団の安心・安全を損なった場合、事

表2　「罪」の定義と対応

	誰が（権威の源）	誰が（代理人）	基準	罰
宗教的定義	超越的存在	宗教団体（神職者）	戒律 倫理	神罰
法律的定義	国家（主権者）	司法機関（専門職）	法律	刑罰
共同体による定義	共同体メンバー	共同体リーダー	慣習 道徳	集団からの排除等

情をよく知る当事者同士で調整・解決することが、もとの共同体を維持するには有益だからであろう。とはいうものの、共同体内でのパワーの格差が大きく、かつ葛藤調整のための適切な手続きが用意されていない場合は、「強いもの勝ち」「やられっぱなし」ということが生じやすい。もともと、共同体の中でよりパワーの大きい者が、よりパワーの小さい者に対して、自分の欲求を押しつけることができるのであって、被害・加害の直接的当事者ならずとも、他の共同体メンバーは、よりパワーの大きい加害者に加担しやすいという構造がある。

となると、法によって裁かれた者、あるいは行為だけを「犯罪（者）」として、その特徴等をみていくことは、事の本質を見落とすことにつながるのではないか？　子どもの虐待やパートナー間暴力（DV）、あるいはパワーハラスメントやいじめといった現象は、実際には、生活の場である家庭や学校で、安心・安全を体験できず、自他を信頼することが難しいままに、法律で裁かれる「犯罪」行動につながっていく、見過ごすことのできない事象である。

表3に示すように、家庭においては、現代社会では本来対等であるべき夫婦であっても、ともに生活をしていればいるほど葛藤と主導権争いは生じ、その手っ取り早い「解決策」として、身体暴力だけではなく、

表3　家庭内・地域内・社会内における暴力の比較

場	家庭		地域（学校・職場）		社会
関係性	生活の場（血縁・家族）		生活の場（地縁・顔見知り）		関係は問わない
パワー関係	横（パートナー）	上下（親子）	横（友人／同僚）	上下（教師／上司生徒／部下）	横（市民）上下（犯罪者）
ラベル	DV	虐待	いじめ	パワハラ	犯罪
対応	地方行政内閣府	児相厚労省	教員文科省	管理者文科・厚労省	司法機関

言葉の暴力や自由の制限といったＤＶが用いられることは想像にかたくない。学校や職場でも、本来対等であるべき友人や同僚といった関係において、「いじめ」が生じることがある。

親子や教師―生徒、上司―部下といったパワーや権限は、非対称な場合、上位者には、下位者の安心・安全と成長を守りつつ、その共同体の目的遂行のために統率する義務があると考えられるが、パワーと権限を使いこなすには、すなわち、親になるにも、教師や上司になるにも、訓練が必要である。ところが、パワーの自覚や使いこなす練習、あるいは適切なモデルが欠けていると、本人は「悪気なく」他の権利を侵害し、抗議されないことをよいことに、あるいは抗議を軽視して、侵害行動を続けてしまう。

犯罪心理学はどうみるか？

それでは、犯罪心理学は、犯罪者たちをどういう人たちだと言っているのか？　犯罪心理学は、犯罪の原因を探ることから始まっている。犯罪を行う人たちに多いとされる生物的・心理的特徴の探究から、家族のあり方、両親の愛情としつけ、学校や非行集団の文化、周囲からのレッテル貼り、社会や経済状況まで、何が非行・犯罪を生み出すのかが熱心に探られた。病原菌を見つけ、薬を開発すれば病気を治せたように、犯罪の原因を知れば、犯罪者を「治せる」と考えたのである（医学モデル）。

しかし、現実には、非行・犯罪の原因はどれか一つではなく複合的なものであり、また犯罪者を「治せなかった」という結果が見えたとき（矯正無効論）、コンピュータの進歩によるデータ分析の技術も発展して、犯罪を行うリスク要因と予防要因の統計的分析による洗い出しが現実的な手法となった。このことは、医学においても、感染症モデルからがんや生活習慣病の予防医学モデルへと展開したことと無縁ではなかろう。

いずれにせよ、アンドリュースとボンタ[1]が再犯の予測因子として、①行動履歴、②反社会的人格パターン、③反社会的認知、④反社会的仲間関係（ビッグ４）をあげ、特に、変化させうる要因である②〜④のリスクは、裏を返せば変化にとって重要な介入ポイントとなるニーズであるとして、リスク―ニーズ―反応性原則（ＲＮＲアプローチ）を打ち立て、その原則に従った介入プログラムが実際に再犯率を低下させていることをデータとして示したことは大きな転換点であった。

サイクスとマッツァ[3]は、非行少年たちが犯罪を行うときに自身の行動を正当化するために用いる言い訳（中和の理論）に注目していたが、同じ頃、臨床心理学の分野では、ベック[2]によるうつ病を支える認知が明らかにされ、環境や状況をどのように理解するかという「認知」が「感情」や「行動」に影響していくので、「認知」を変えることによって「うつ」という感情の状態を治療するという認知行動療法が隆盛している。犯罪行動も「認知」が媒介する環境や状況への反応としてとらえ、反社会的認知を修正することによって反社会的行動を変化させるという認知行動療法アプローチが主流となっていった。

とはいえ、うつに多い認知の歪みと反社会的行動を支える認知の歪みとでは異なる特徴をもつとされており、反社会的認知の歪みは、①支配欲：パワー大好き（他者の感情を支配したい、権威の拒否、性や恐れによる他者の行動の支配。否定的行動を最小化することによって恐れや不安を中和しようとする、不安から生じた思考を追い払う、結果を考えずに結論を急ぐなど）、②認知的に未熟：衝動性、過度の一般化、極端な判断（木を見て森を見ない、全体の文脈を考えずに細部にこだわる。状況を簡単に一般化し、極端に人を色分けし、他の人が考えていることはわかっていると考え、悪い結果の責任を最小化し、現在の問題を過去のせいにするなど）、③自己中心的：いつでもどこでも自分のことばかり（他の行動を自分に関連づける。状況を考えずいつでも平等の扱いを望む。悪いことをしても、良いことをすればチャラになると考えるなど）という特徴があるとされている[4]。

認知行動療法の影響を受けている現在の犯罪心理学では、犯罪行動は学習された行動であり、人は「犯罪者」ではなく、「犯罪行動をもつ人」とみられ、犯罪行動は捨てることができるものと解される。環境や状況の中で、個人としての欲求充足を図る際に、自身の行動を統制し、周囲との欲求の葛藤を調整し、自分も人も傷つけない、充実した、責任ある生き方をする力を身につけていくことが目指されている。犯罪行動をもつ人は、十分な力を習得できていないか、不適切な学習をしてしまった結果であり、新たな生き方を学習できるとみなされる。

発達の視点でみた「犯罪」行動をもつ人たち

そうはいっても、ではどのようにして犯罪行動をもつようになったのかという具体的なイメージはわきにくいかもしれない。対象を分類することは、理解の最初の一歩であるということで、以下に「犯罪行動をもつ人たち」の像を描写してみたい。ここでは、「発達」を中心に、非行少年のタイプについて記載する。

⑴ 早発型（伝統型）非行少年

小学校入学前後のかなり早い時期から、万引などの盗みで非行が始まっている。両親も自分のことや日々の暮らしでいっぱいいっぱいの様子で、子どものしつけには手がまわっていない感じ。貧しさや差別など、家庭自体がより大きな環境、地域社会から疎外されていることも多い。

本人は、落ち着きなく、多くの場合、身体は小さく、しかしある意味たくましく、親や教師など大人をあてにしておらず、自身の欲求充足のために、快・不快に従って動く。家出、怠学、盗みなどが非行内容である。

教師の指導に従い、よい成績を目指すといった従順・勤勉が奨励される学校文化には馴染めないが、同じような仲間と集団を組めるかどうかは、その後に影響するように思われる。対人不信感が強く、あるいは周囲に「仲間」が見つからず、集団に属せない場合は、一人で非行を続け、反社会的な認知や自尊心の欠如、自他への不信感は悪化し、学校の枠から外れた後は、就労も家庭生活も安定せず、窃盗を主とする、常習的に犯罪を行う人生になっていく恐れがある。社会で生きていくだけの基本的機能を学習する機会が奪われている人たちである。

日本社会全体が貧しく人々が生活に追われていた時代には多くみられた非行少年のタイプで、現在では児童自立支援施設などに送致されていることが多いように思える。施設を訪ねると、「非行少年」のはずなのに、厳しい状況で、よくここまで生きのびて、それなりに元気にかわいく育ってきたなあと健気さを感じることも多い。こうした子どもたちは、早くに保護されて、親の代わりとなる大人たちが、安定した暮らしと愛情と関心、しつけを提供すると、通常の発達過程を取り戻し、非行を手放していく期待ができる。子どもから大人になっていく時期に、進学や就職などのチャンスを社会が提供できることも重要である。

(2) 集団型非行少年

中学二年生前後で非行が表に出てくる。一人では非行しないが、仲間と一緒になると気が大きくなって、あるいは周囲につられて、夜遊び、喫煙、怠学などから始まり、恐喝や交通関係事犯、喧嘩、盗みなどを行う。一人ではしないし、非行を一人でコソコソやるというより、集団で行い、仲間に自慢することも多い。

親や教師の指示に従っていた時期とは異なり、この年代で大人への反抗が始まるのはある意味自然なことであり、また一人では心細く、行動や価値観をともにする「仲間」を必要としている。典型的な「非行少年」のイメージでもあるかもしれないが、友達には「いいやつ」と思われているし、大人に対しても一対一で話すと案外素直である。

一〇代後半から成人を目前にすると、仕事に励んだり、恋人と過ごしたりする時間のほうが増え、生活の仕方が変わり、自身の目標や行先が見えてきて、「落ち着いていく」ことが多い。「俺も昔はワルくてさ」などと言って、非行少年の面倒をみるのはこのタイプが多いように思える。

思春期の試行として、一般的な価値規範に反抗してみるが、基本的には社会規範を受け入れ、その中で認められる暮らしをしたいと考えているし、それができるだけの心理的機能と環境とを有している。

こうした少年たちも、生活指導の先生、保護司といった人生の先輩からの教えやしつけ、比較的短期間の集中的施設内処遇によって、大人になることを促すことが有効であるように思われる。

(3) 非社会型（現代型）非行少年

生活の基盤としつけを提供するという従前の処遇の枠組みでは改善が難しいのが、現代型と呼ばれる非行である。ごく「普通の」家庭で育ち、保護者は現代日本社会で受け入れられる生活と価値観をもち、子どもへの関心も強い。本人も学業やスポーツでの目標を達成しようと頑張っている。「よい子」で、人からの評価を気にしている。

典型的には、性非行という形で現れることも多い。盗んだり殴ったりしてはいけないというのは十分にしつけられているが、思春期になって、親よりも友達関係、異性関係が重要になってくるとつまずく。勉強やスポーツである程度やれているだけに、プライドが高く、人に弱みをみせられない。人に聞いたり、相談したりするということが苦手である。特に性のことは相談しにくい。親や教師にも、かといって、友達にも聞けない。周囲とやりとりするコミュニケーションが不足していて、友人たちが話しているエロ話、雑誌やメディアの性に関する情報をうのみにして、一人不安や焦りを募らせていることもある。ましてや、異性の気持ちを聞いて、自身の欲求を伝えて、相互に満足のいく親密な関係をもつなんてことは、きわめて困難に感じる。表では、これまでどおり親や教師の指導に従い、裏ではその期待に背くようなことをしているが、堂々と反抗はできず、嘘と隠し事が多くなる。

こうした反社会的というよりはコミュニケーションの難しい非社会的な非行少年にとっては、枠にはめていく従前の教育では、かえって主体性の乏しい「よい子」を作り上げてしまうため、特定の刺激に対する思考と感情、行動の犯罪的パターンを明らかにし、自分で統制できるようになるための治療教育的介入が不可欠となる。

最後になるが、RNRアプローチに加えて近年注目されているのは、「犯罪者たちはいつでも犯罪をしているわけではないし、すべての犯罪者は、いずれ犯罪行動から離れる」という犯罪からの離脱理論である。一度犯罪を行って司法手続きに係属すると、その人は「犯罪者」としてラベルを貼られ、いつでも犯罪をしているかのようにみられがちであるが、個人としての生活時間を見れば、犯罪に使っている時間はごくわずかで、他のほとんどの時間は日常生活に費やされていることがわかる。

また、犯罪の多くは一〇代後半から三〇代の男性によるものであり、集団型非行少年のように、「成熟」によって自然に犯罪を手放していく人たちもいる。中には、犯罪が生活の中心になっているような人もいるにはいるが、彼らとて、加齢や病気によって犯罪行動ができなくなっていく。いずれにせよ、犯罪者を普通の人たちとは異なるモンスターとみるのは、恐れが作り出した幻想に過ぎないというのが、現代の犯罪心理学の知見である。

〔文　献〕

（1）Andrews, D.A., Bonta, J.: *The psychology of criminal conduct. 2nd ed.* Anderson, 1998.

（2）Beck, A.T.: Thinking and depression: idiosyncratic content and cognitive distortions. *Arch Gen Psychiatry* 9: 324-333, 1963.

（3）Sykes, G.M., Matza, D.: Techniques of neutralization: a theory of delinquency. *American Sociological Review* 22: 664-670, 1957.

（4）Walters, G.: Applying CBT to the criminal thought process. In: Tafrate, R., Mitchell, D.(eds): *Forensic CBT: a handbook for clinical practice.* Wiley, 2014.

12

加害行動変化のための治療教育

近年、司法分野に臨床心理士やソーシャルワーカーなどの人間科学分野の専門家の進出が著しい。平成一八（二〇〇六）年度から法務省において性犯罪者治療教育プログラムが開始され、従来どおり基本的には省内の専門家を中心として運営されてはいるものの、プログラム実施の補助として、刑務所の塀の中に、民間の臨床心理士等が入るようになった。同じ頃、保護局においては、被害者支援や触法精神障害者の社会復帰を支援するポストが設置され、臨床心理士や精神保健福祉士などが活動している。これは裁判員制度の開始など、社会情勢が変化したことを受けての司法制度改革の一環であると考えられるが、同時に、心理社会的介入によって犯罪（加害・暴力）行動を変化させたり、再犯を防止できる可能性を高くすることができるという欧米の知見や方法論がようやく日本にも導入されつつあることからも来ているのであろう。

司法分野というと、狭義には、警察、裁判、そして法務省所管の刑事、民事、少年などに関わる分野を指すが、広義には、厚生労働省所管の児童相談所や児童自立支援施設なども関係してくる。児童福祉の分野でも、子どもの虐待への対応策から始まり、子どもたちの健全育成を妨げるＤＶや、さまざまな暴力、そして施設内における虐待や子ども同士の暴力の被害と加害にようやく目が向けられ、対策が急がれるようになっている。本章では、こうした情勢を受けて、これから加害行動変化のための治療教育を実施しようとする人間科学を背景とする専門家が介入を始める際に基本となると思われることについて私見を述べる。

加害行動変化のための治療教育的介入の展開

犯罪行動を変化させるための治療教育的介入が行われるようになったのは、それほど遠い昔ではない。刑務所の改良、保護観察の開始、少年司法の区別化、教科教育や職業訓練の実施などの刑事政策的改革は行われてきたが、心理教育的に犯罪行動そのものを変化させようとする試みは、第二次世界大戦後にアメリカ合衆国を中心として、キリスト教的人道主義と、科学主義に基づくさまざまな改善更生プログラムが実施されるようになってからであろう。これらのプログラムは、心理療法的アプローチだけではなく、職業訓練や教科教育、コミュニティ・オーガナイズといった多様な介入を含んでいる。非行・犯罪の原因を見つけて、それを治療すれば再犯を防止することができるという医学モデルに基づいたアプローチである。敗戦後の日本は、こうした合衆国の動向の影響を受けて、家庭裁判所調査官や法務省心理技官などの人間科学を専攻する職員が司法分野で働くようになった。

一九七〇年代に入ると合衆国では、「こうしたプログラムのどれ一つとして再犯率を低下させたという証拠はない」という矯正無効論（nothing work）が出され、合衆国社会の保守化とあいまって、改善更生プログラムは一時衰退した。しかし、一九八〇年代になると、さまざまなプログラムのメタ分析による効果評価が実施され、現在の流れにつながる「一定の人たちに一定の介入をすれば一定の再犯率低下を達成できる」というsomething workが認められるようになった。現在の加害行動を変化させるための試みについては、こうした処遇効果評価に基づく実証データを無視することはできない。日本では、効果評価どころか、そもそも介入も十分には行われていないような状態ではあるが、今後、性犯罪者処遇プログラムを始めとして、少しずつ効果評価に関する実証データが公開されていくものと期待している。

リスク・マネジメント——施設内処遇と社会内処遇の一体化

治療教育を実施しようとすると、教育の内容を理解して、対象者にわかりやすいようにプログラムを進行したり、プログラム内でもさまざまに生じる転移や逆転移、グループ力動への対応といったことだけで手いっぱいになりがちであるが、プログラムによる治療教育は、犯罪行動抑止のための一部分であることを理解しておく必要がある。基本は、リスク・マネジメントである。現在の犯罪行動学においては、再犯率を低下させるためには、犯罪原因となる因子に介入しなければ効果があがらないということが理解されるようになってきており、再犯率を低下させるための介入因子として、アンドリュースらによる犯罪を予測させるビッグ4セントラル8として、①行動履歴、②反社会的人格パターン、③反社会的認知、④反社会的仲間関係（以上がビッグ4）、⑤家族・婚姻関係の問題状況、⑥学校・職場の問題、⑦余暇活動、⑧物質乱用（合わせてセントラル8）があげられている。また、性犯罪や暴力犯罪といった固有の犯罪を予測させる因子や、犯罪行動を抑止する主体側と環境面の保護因子もある程度特定されている。

このうち、「犯罪歴、面識のない被害者、保護観察中の再犯歴」等の行動履歴は、長期的再犯予測には関連性が高いが、過去の行動歴であり、変化しないため固定（静的）リスクと呼ばれ、治療教育のターゲットとはならない。治療教育のターゲットとなるのは、可変（動的）安定的リスクと呼ばれる、「自己統制力の弱さ、暴力に肯定的な態度、認知の歪み」等の数ヵ月から数年持続する性格特徴等の比較的安定した要因である。しかし、治療教育の効果が表れてくるまで、あるいは効果が表れてきたとしても、「否定的気分、怒り、酩酊、潜在的被害者への接近、社会的サポート喪失」等の状況に応じて数週間から数秒で変化する可変（動的）急性的リスクが一時的に昂進したときにそのリスクを管理しておかないと再犯に至ってしまい、それまでの努力が水泡に帰すことがありうる。可変・急性的リスクは、プログラム内で管理できるものではなく、日常生活環境においてコントロールできる体制を整えておく必要がある。つまり治療教育プログラムを実施する際は、プログラムの進行や運営のみならず、家族や関連機関、雇用主など活用できる社会のリソースを見出し、協働して、リスクを管理することが不可欠である。

これを性非行少年の治療教育プログラムで使われるワークブックである『パスウェイズ』では、四つの壁を強化するという言い方をしている。詳しくは同書に譲るが、人間には性欲求があるが、ほとんどの人が性犯罪を起こさないのは、①性的欲求の健全な充足という動機の壁、②良心という内的壁、③機会がないという外的壁、④被害者の視点や共感という被害者の壁の四つがあるからであるが、性加害行動を実行するものは、満たされない気持ちや過剰な性的刺激によって動機の壁を乗り越え、加害行動を言い訳する反社会的な思考の誤りによって内的壁をぶち抜き、周囲の視線などの外的壁を乗り越えるように機会を作り、被害者の抵抗を甘言や力づくで抑え込んで犯行に至ると仮定している[3]。治療教育プログラムの第一の目標は、思考の誤りに気づかせ修正することによって内的壁を強化することであるが、被害者の視点を入れる教育等によって被害者の壁をも強化し、社会性や情緒性の発達を促す教育を実施することによって、動機の壁を強化し、保護者との協働体制・モニタリング体制を整えることによって外的壁を強化するという、四つの壁をそれぞれ強化することによって再犯防止の可能性を高めていくという考え方をとっている。

後述する治療共同体による加害行動変化のための治療教育プログラムの一つである「キー・クレスト」では、プログラムを受講していない犯罪者たちの再犯率は五十数%であり、刑務所内のプログラムである「キー」を受けただけでは再犯率に有意差はなく、社会内のプログラムである「クレスト」を受けただけでもそれほどの差は認められず、刑務所内と社会内の「キー・クレスト」両方を受けた場合に再犯率は二十数%と半減している（図３）。こうした傾向は、「キー・クレスト」のみならず、他の治療共同体プログラムでもみられており、施設内処遇と社会内処遇とを一体化することが再犯率

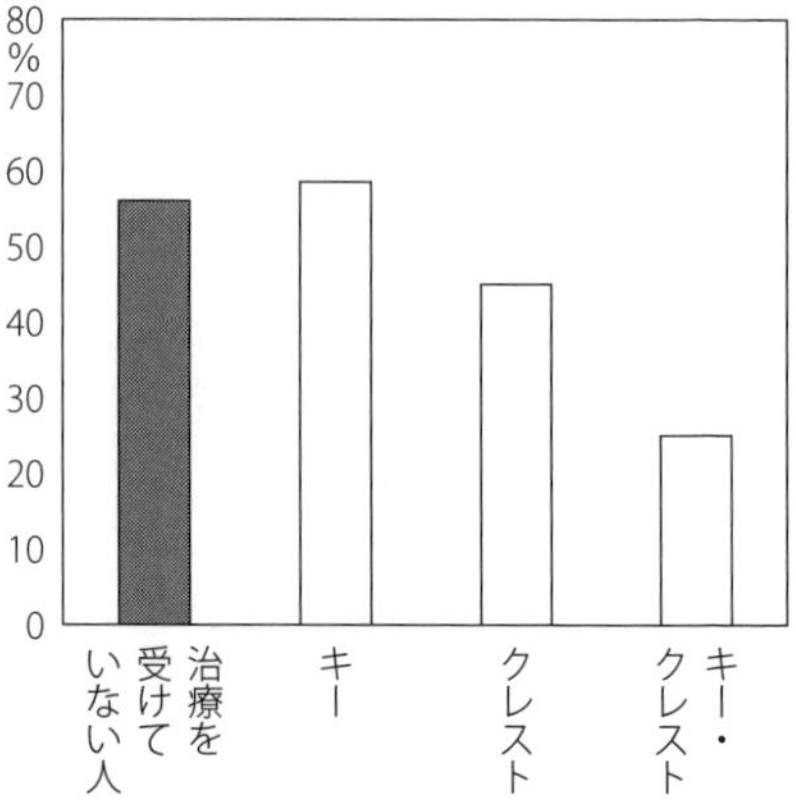

図3　施設内と社会内治療共同体プログラムの効果
（島根あさひ社会復帰促進センターI期教育ワークブックから引用）

低下には不可欠であるという知見が有力である。これを受けて、施設全体が治療共同体プログラムを採用しているイリノイ州立シェリダン刑務所では、すべての受刑者に出所後六ヵ月の社会内処遇を必須のものとしている。日本では、刑務所を所管する矯正局と保護観察を所管する保護局との連携は十分であるとは言えず、また保護観察が必要と思われる受刑者ほど満期釈放になり、社会内での動的急性的リスクの管理は不十分であると言わざるをえない。

加害行動と複雑性トラウマ——発達的視点の必要性

制度上は、少年法と刑法でその処遇が明確に区別されているが、非行を行う児童・少年と、犯罪を行う成人とでは、異なる部分もあるが、共通する部分もある。誤解を恐れずに言えば、成人犯罪者のうちかなりの者が、生育状況からくる社会性の発達のつまずきを抱えていると考えている。クールトアとフォード[2]による①長期反復性、②養育者やそれに代わる大人に傷つけられたり、育児放棄されたりした、③幼少時や思春期といった発達上脆弱な時期に起きた、と定義される複雑性トラウマを念頭に置くと、理解の一助となる。後遺症としての、解離、情動調整不全、他者との関係における疎外感や孤立感などは、見えにくくなってはいるものの、かなり多くの受刑者たちに認められる。彼女たちは、複雑性トラウマを考える際の視点として、①社会的な構造に埋め込まれていて、弱い立場のグループが搾取されるソーシャル・エコロジーの問題、②関係性の問題の重要性を指摘しているが、同感である。

社会の中で自律・自立した個人として成人するには、生後間もなくからの愛着・感情・対人関係の発達とそれと相互作用的に発達する認知と社会性の発達が必要である。脳神経系の発達に伴って認知的に発達し、通常発達を遂げていれば、小学校入学時頃には脱自己中心化が起こり、少年期が終わる頃には合理的・抽象的判断や言語を用いた衝動や対人葛藤の調整が可能になるが、犯罪行動を行う者においては、その犯罪行動を支える反社会的認知（あるいは既述のように思考の誤り）と呼ばれる逸脱が広く認められる。その背景には、養育者との愛着の不安定さを基盤とする、その後の感情調整や対人関係の発達のつまずきがあると推察され、言葉による葛藤調整を行う対等な関係性というよりは、一方的・威圧的な支配・被支配の関係性をもちやすいように思われる。家庭における不適切な養育や学校におけるいじめられ体験は広範に認められる（図４）。

複雑性トラウマを受けて成人した人々の不安定な愛着スタイルと境界性を始めとするパーソナリティ障害との関連も示唆されているが、成人の犯罪行動と虐待との関連については実証されておらず、かつ治療的介入についても、被虐待や愛着を直接扱っても再犯率低下の有意差はこれまで出ていない。介入による再犯率における有意差が実証されているのは、既述のビッグ４セントラル８といった要因

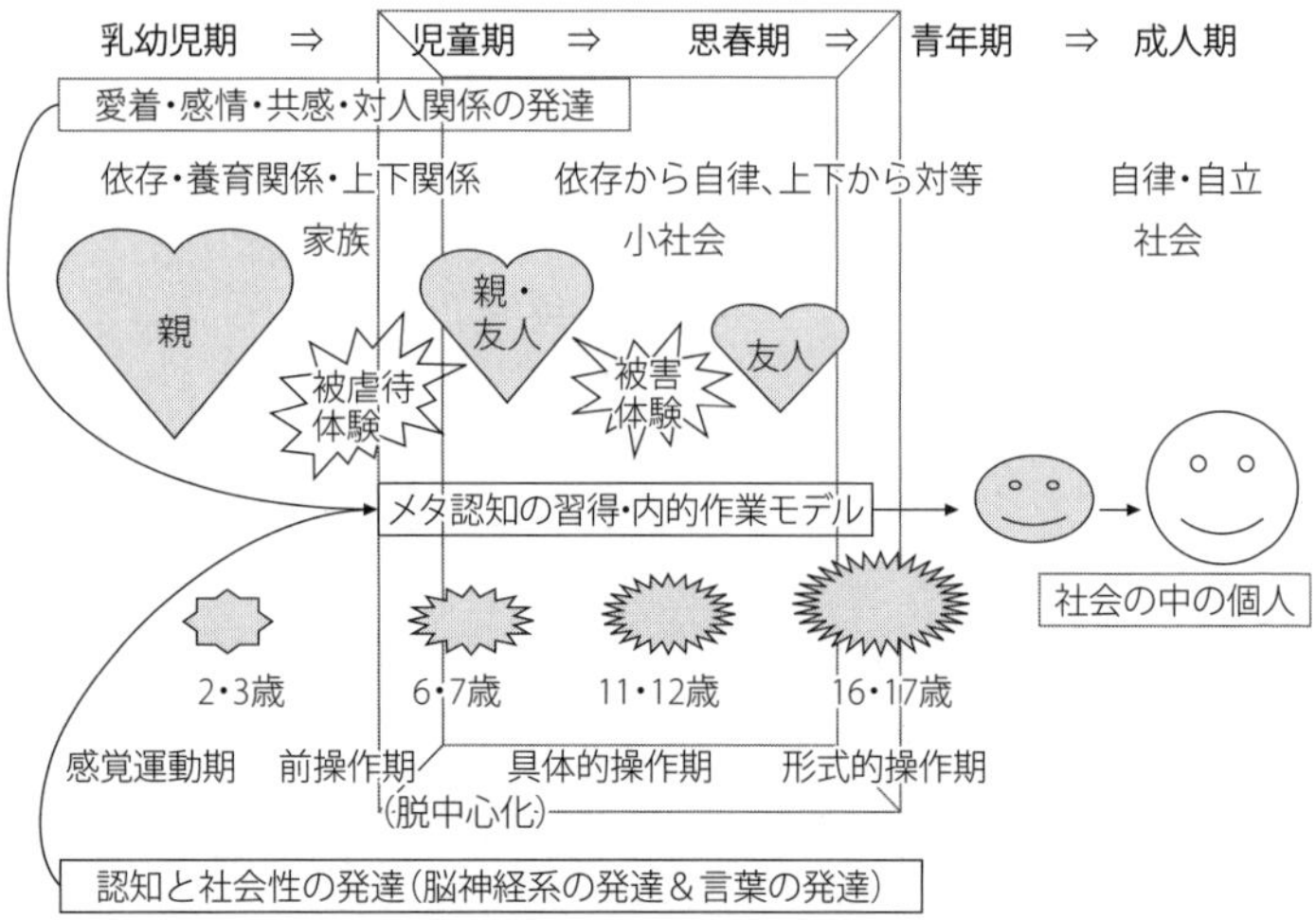

図４　感情と認知／自己と関係性の発達（相互作用的）

であり、再犯率低下効果についての実証データがあり、その有効性が認められている認知行動療法、治療共同体、マルチ・システミック療法などは、いずれも関係性を梃子として、言語による自己統制力と課題達成・問題解決能力・対人葛藤調整力を育成しているものと考えられる。非行・犯罪は、図４で言えば、児童期から思春期にかけて好発する現象であり、愛着を直接基盤とするような一対一の母子関係を模した関係性というよりは、脱中心化を果たし、社会的責任を負っていけるようになるための社会的関係のもち方を育て直すことが中心的眼目となり、小集団における対話が基盤となる。加害行動変化のための治療教育を実践しようとする場合、集団を扱う訓練が不可欠となると考えている。

日本における治療教育の新たな試み

英語圏における再犯率低下効果が実証されている治療教育プログラムのうち、日本で実施されているものから二つの方法を紹介する。認知行動療法と治療共同体である。

(1) 認知行動療法

認知行動療法は、さまざまな行動上の問題に対する効果的方法として活用されているが、ここでは、日本においても国家レベルで実施されている性犯罪行動に対する介入を紹介する。性犯罪への治療的介入は、二〇世紀前半に精神分析的手法で、性嗜好の治療が行われるようになったことがその萌芽とされる。一九六〇年代には、男性器測定器を用いて、逸脱した性衝動の嫌悪条件付けと対人スキル訓練とを組み合わせた行動療法的介入が行われるようになった。逸脱した性嗜癖が性犯罪の基盤と考えられていて、治療の焦点は逸脱した性的興奮を低減させることに向けられた。七〇年代になると、「認知の歪み」に焦点があてられるようになり、認知の歪みへの挑戦と被害者への共感を強化するプログラムが組み合わせて使われるようになった。八〇年代には、薬物依存症の治療で発展してきた再発防止モデルが加えられるようになった。

現在では、さまざまな性暴力行動変化のためのプログラムが開発されているが、基本構成は同様である。すなわち性的興奮パターンを変えることを目的として、以下の四つの核となるモジュール（基本単位）が組み込まれている。①反社会的認知・態度の修正、②露見していないものも含めて加害行動を詳細に開示し、そこから犯行サイクル（感情、認知、行動のパターン）とその前提となる維持サイクル（日常生活における犯行サイクルにつながる感情、認知、行動のパターン）を把握し、再犯予防のためにとれる介入プランを作成する、③介入プランを実行するための自己統制力の強化（生活目標の同定や達成のための努力を含む）、④被害者の視点を学び、感情とコミュニケーション能力を育成する。①と②は特に性暴力行動に焦点をあてたものであるが、再犯防止のためには、その背景となる社会性の発達も重要となる。

各モジュールの強弱や教え方は、対象者のリスク・レベル、年齢、施設内か社会内か、発達障害の有無といった特性に合わせて修正される。また、プログラムの冒頭に、変化への動機づけや、生活歴の自己開示によるグループメンバーや治療教育担当者との信頼関係作りを置いているものがほとんどである。保護局の性犯罪処遇プログラムでは、対象者の人数がそろわないことから個別で実施している場合もあるが、矯正局のプログラムはグループで実施している。第一選択肢は、グループ実施である。小学校高学年から中学生年齢の少年たちを対象とした児童相談所による在宅でのプログラムでは、子どもたちのグループと保護者のグループを併行して実施することによって、年齢が低いために認知行動療法の効果が限定されることを、保護者グループによって保護者の指導力を強化することで補っている。

認知行動療法的アプローチでは、生活歴の振り返りとその自己開示を強調しているプログラムもあるにはあるが、被虐待体験やその影響といったことは集中しては扱わないことも多い。あくまで性暴力行動に焦点をあてて、その背景にある認知を中心的に扱うことによって性暴力行動の変化を促す。

それに対し、次に述べる治療共同体アプローチでは、症状としての行動ではなく、全体としての人を扱い、特に感情を認識し、人と関わり、人間的に成長することを目指すと述べ、被虐待体験やトラウマ体験の仲間への開示と、そこからの回復が強調されている。

(2) 治療共同体

治療共同体という単語を用いているが、一九五〇年代に英国の精神医療改革運動として、メインやジョーンズによって始められたものとはかなり異なる。むしろＡＡなどの自助グループ運動をその起源とする米国式の治療共同体である。英国の貧民救済運動であるセツルメント運動が米国に渡り、当時は自由に語りえなかった飲酒やセックスのことなども若者たちが自由に語り合うフォーラムでアルコール依存から回復したＷ・ビルらが始めた、12ステップを活用するアルコール依存症者の自助グループとの共通項はかなり多い。「仲間との語り合い」がキーワードとなる。

ＡＡで回復したアルコール依存症者のチャック・ディードリックが、薬物依存者たちが生活をともにして話し合いを重ねる回復施設「シナノン」を創設したが、これが米国流治療共同体の源流とされている。治療共同体では、ＡＡや他の12ステップを使う自助グループのような言いっぱなし、聞きっぱなしではなく、インターチェンジと呼ばれる言葉のやりとりが行われることが特徴である。シナノンは、当時医者たちに治せなかった薬物依存症者たちに回復をもたらして注目された。シナノンは腐敗し、崩壊したが、そこで回復した元薬物依存者たちが、全米各地でさまざまな治療共同体プログラムを展開し、一九八〇年代に矯正無効論が米国を覆っていた頃、薬物依存のある受刑者たちに驚異的な再犯防止効果を実証するプログラムが出てきた。

この方法では、犯罪行動は社会化の不適切さゆえに生じ、再社会化することによって再犯を防止できると考えている。人は社会の中で育てられるものであり、再社会化するために、価値や態度を伝達するコミュニティを意図的に作り、そのコミュニティの中で安心感と安全感、絆と希望がもてると自己開示と変化が始まると考えている。向社会的価値観・態度の伝達、グループでの徹底した話し合い（サークル）と、生活場面での役割と責任の遂行を通して自己と関係性の発達を促進するという方法である。

日本でもダルクなどの薬物依存者の自助グループや英国式治療共同体をその理念の一つとしている触法精神障害者の医療施設などで米国式治療共同体は注目されているが、島根県浜田市にあるＰＦＩ方式による官民協働刑務所で、二〇〇九年二月から米国式治療共同体の実践が開始されている（第13章参照）。

現在までのところを印象に基づいて簡単にまとめると、当初一部で危惧の声があったのとは異なり、日本人の受刑者でも、グループによる話し合いは活発に行われ、人によってその効果や影響力に多寡の違いはあるにせよ、自らの体験を語り、他の体験を聞き、新たな知識や情報を吸収して、これまでの人生と犯罪行動を振り返り、日常の寮生活を通して、社会的スキルと責任ある態度を習得していっているという手ごたえは明確に感じている。また、これまで知っていた以上に、彼らの生い立ちや生活の中にさまざまな差別や被害体験があり、それらを差別や被害と認識できずに、むしろ、より弱いグループへとその被害を降ろしていくという構造の中に無自覚に組み込まれているということがはっきりと見えてきた気がする。治療共同体で自らの課題に取り組んでいるかなり多くの者たちが、さまざまな学びを通じて、自身の暴力的で無責任な生活態度に気づき、長年培ってきた態度は一朝一夕で完全に変えることは困難ではあるものの、それをあらためようと努力し続けている。総じて受刑者たちの反応は良好であるが、課題は刑務所という体制との統合であろう。

当事者参画対話グループ・アプローチ

　ボーム[1]によれば、社会はどのように機能しているか、どんな人間になるべきか、人間関係や慣例といった、人が抱く基本的な想定のほとんどは社会からくる。集団による思考は、個人による思考よりも影響力をもっている。ダイアローグ（対話）は、ギリシャ語のlogos（言葉）と「〜を通して」という意味のdiaからきており、言葉を通して人々の間に意味の流れが生じて、そこから何か新たな理解が現れてくる可能性がある創造的なもので、「意味を共有する」ことは、接着剤のように人々や社会を互いにくっつける役目を果たす。他方、同じように見えてもディスカッション（議論）は、percussion（打楽器）やconcussion（脳震盪）と同語源で、「物事を壊す」という意味があり、分析し、解体する。価値がないわけではないが、さまざまな視点が存在することから先に進めない。勝つか、得点を得ることが目的になりがちで、対話といいつつ、ディスカッションや取引、交渉である場合が多い。

　認知行動療法のグループでも、治療共同体のサークルでも、そこでの話し合いの目的は、分析でもなく、議論に勝つことでもない。対話の目的は、自分の意見を目の前に掲げて、それを見ること、個々人が抱いている「想定」をいったん保留にして、思考に注意を払い、個人と集団の思考プロセスを変えることにある。思考は、あらゆるものを分離し、断片化してしまうが、グループでは、思考と感情、自己と関係性の両方を、全体的に、同時に扱うことができる。つまり、入口と登山道は別であるが、認知行動療法も治療共同体も、安全で安定した場を作り、その関係性とそこで回復した人のモデルがもたらす希望を支えに、加害と被害両方の暴力体験を開示し、その意味を問い直し、再統合して、感情・思考・統制力等の発達を図っているものと考えられる。話すことは「離す・放す」ことであり、聞くことは「効く・利く」ことである。今後の加害行動変化のための介入方法としては、当事者が自ら参画し、対話グループを通して、停滞してしまった人生の体験を語ることによって手放し、他の話を聞いて学んで、そこから新たな命の流れを創り出すことが目指されている。

〔文　献〕

（1）Bohm, D.: *On dialogue*. Routledge, 1996.（金井真弓訳『ダイアローグ―対立から共生へ、議論から対話へ』英治出版、二〇〇七年）

（2）Courtois, C.A., Ford, J.D.(eds.): *Treating complex traumatic stress disorders: an evidence-based guide*. Guilford Press, 2009.

（3）Kahn, T.J.: *Pathways. A guided workbook for youth beinning treatment. 3rd ed.* Safer Society Press, 2001.（藤岡淳子監訳『回復への道のり　パスウェイズ―性問題行動のある思春期少年少女のために』誠信書房、二〇〇九年）

13

治療共同体による薬物依存離脱プログラム
――ある官民協働刑務所の試み

治療共同体について

薬物依存者の治療と回復を考えるうえで、治療共同体（therapeutic community：ＴＣ）の実践を外すことはできない。ここで述べているのは、現在アメリカ合衆国を始めとして、世界各地で用いられている薬物依存や犯罪行動からの回復を目指すアプローチのことである。呼び方は、英国でメインやジョーンズによって始められた精神病院の改革運動と同じであり、またグループでの話し合いや体験、支え合う仲間を治療と回復への重要な手段として活用することは共通しているが、かなり異なるものとなっている。英国における治療共同体を、民主的ＴＣ、合衆国のそれを概念的ＴＣと呼ぶこともあるが[3]、本章では、合衆国の治療共同体の一つであり、日本でも坂上香監督による映画「ライファーズ」等で知られている「アミティ」の呼び方にならい、教育的ＴＣ（ＴＴＣ）と呼ぶ。

⑴ ＴＴＣの歴史的展開

ＴＴＣの直接的基盤は、カリフォルニア州のアルコホーリクス・アノニマス（ＡＡ）のミーティングによってアルコール依存症から回復したチャック・ディードリックによって一九五八年に作られた「シナノン」にある。ディードリックは自分でＡＡミーティングを始めたが、それは通常のＡＡミーティングの言いっぱなし、聞きっぱなしとは異なり、双方向的で対決的なものであった。このミーティングに数人のヘロイン依存者たちが参加し、一緒に暮らすようになり、医者も匙を投げた薬物依存者たちが薬物をやめることができたことから「海辺の奇跡」として有名になった[2]。

この成り立ちからも想像できるように、ＴＣは、ＡＡの影響を強く受けている。一九三五年にＡＡを始めたアルコール依存症者のＷ・ビルは、英国から米国に伝わったセツルメントの一つである若者たちがありのままの気持ちを話し合うフォーラムの活動を通して断酒に成功し、その後ＡＡを始めている。貧困地域の救済活動には、飲酒問題もおおいに関係していたのであろう。ＴＴＣは、同じ英国からの影響でも、二〇世紀半ばに生起した精神医療改革運動としての治療共同体よりも、一九世紀末に生起したセツルメント運動に端を発した断酒運動の流れを強く汲んでいると言ってよいであろう。

それが治療共同体と呼ばれるようになったことには、サイコドラマの創始者であるモレノの弟子のヤブロンスキーが、ＡＡアプローチを基盤として、回復した元依存者を共同セラピストとして活用し、一定期間薬物のない共同体で生活して、依存者の社会―心理的問題を理解するために医学―心理学的知見を用いる治療方法を「治療共同体」と呼んだことによると理解される[5]。

シナノンの成功を受けて、ニューヨークでは、一九六三年に精神科医のキャスリエル、シェリー保護観察官、オブライエン司祭といった非当事者の人たちが、当事者を招いてシナノンをモデルとした治療共同体「デイ・トップ」を開設し、世界治療共同体連盟を作って、この方法を世界に広めている[4]。その後シナノンは腐敗し崩壊したが、シナノンで回復した薬物依存者たちが、全米各地でさまざまなTCを作り、一九七〇年代にはプログラム数は全米で二〇〇〇を超えた。

(2) TTCの成果と特徴

TTCのプログラムには、社会内の施設、社会内通所、そして刑務所内がある。いずれも主として物質依存のある人を対象としているが、現実的には、物質依存の問題だけではなく、暴力や犯罪といった問題も併存していることが多く、物質依存を中心として、さまざまな問題を抱えた人々を対象とし、「薬物依存」という症状のみを扱うのではなく、全人的にアプローチすることを特徴としている。

TTCは薬物の再乱用防止と問題行動の再発防止に大きな成果をあげている。例えば、一九八八年に開設されたデラウェア州の男性刑務所内のプログラム「キー」は、「矯正医療サービス」という大手の営利企業によって運営されているが、約一年間の刑務所内プログラム後、六ヵ月間の通所型アフターケアプログラム「クレスト」に参加することによって、一年半後の再逮捕率を、治療なし群の六〇%台から二〇%台に低下させた（本書図3、一八四頁参照）。同様に、アミティも刑務所内と出所後の社会内でのアフターケアによって、一年後の再拘禁率を同程度低下させている。どのTTCプログラムが効果があるかということよりも、むしろ施設内と社会内プログラムによるアフターケアを組み合わせることによって、治療なし群で五〇%を超える再逮捕率を半減できるというのが現在の知見である(2)。

TTCは医療モデルではない。むしろ医療モデルをはっきりと否定する。一人ひとりの尊厳の尊重とエンパワーメント、個人が社会化されるための共同体への社会的包摂を強調するソーシャルワークの生活モデルにより近い。しかし、当事者たちだけがTCを運営しているわけではない。参加者のほとんどが回復した元物質依存者であるプログラムもあれば、関連する専門家の占める割合が高いプログラムもある。現在では、日本の医療機関や司法施設のプログラムといえども、回復した元依存者たちと何らかの形で協働したプログラムを実施しているであろう。大切なことは、当事者と専門家とが、その持てる力を合わせて、薬物乱用問題の解決と人々の回復に取り組んでいくことである。ただし、忘れてはならないことは、TTCは、専門家としての「借り着の権威」よりも、その人自身としての「個人の威信」を重視することである。その他にも、人間を社会化する共同体として、TTCには、社会の中における個人の尊重という譲れない価値と文化のセットがある。そして、この価値と文化は、地位に付随する権威と権限を重視する現在の日本の刑務所や精神病院といった施設の文化とかなり根本的な矛盾・葛藤をはらんでいることに注意を要する。

刑務所と社会復帰促進センター

(1) 刑務所の「教育」の現状

従前の日本の刑務所はすべて国営で、平成一八（二〇〇六）年に施行された刑事施設及び被収容者等の処遇に関する法律によって、「教育」が義務化されたとはいうものの、基本は依然として規律維持と作業である。

「薬物依存離脱指導」は、ほとんどの刑務所で実施されているが、月に一、二回で全六～八回実施する、小集団による認知行動療法を基盤としたプログラムで、時にダルク等の講師が招かれて担当することもある、といったものである。プログラムの内容自体は、これまでの知見の積み重ねと新しい知見の取り入れもあってそれなりに工夫されているが、実際上、①施設によって、担当する職員の技能や経験にかなりのばらつきがあること、②規律維持と作業中心、反社会的文化や価値観が横行しがちな刑務所文化の中にあって、非常にわずかな時間しか教育を受けないこと、等の理由からまだまだ改善の余地が大きいと言わざるをえない。

(2) 社会復帰促進センターとは

全国に四ヵ所ある社会復帰促進センターは、平成一一（一九九九）年に施行されたＰＦＩ（Private Finance Initiative）法に基づく官民協働の刑務所である。異なる民間会社が入ることによって、四ヵ所の社会復帰促進センターはそれぞれ特色ある運営を展開している。

そのうちの一つ、平成二〇年一〇月に開所した、島根県浜田市にある島根あさひ社会復帰促進センター（以下、島根あさひセンター）は、比較的犯罪性の進んでいない成人男性受刑者を収容している定員二〇〇〇名の刑務所で、特に再犯率低下のための教育的処遇に力を入れている。再犯率低下のための教育的処遇の柱は、再犯率低下の効果が欧米では実証されている治療共同体アプローチと認知行動療法基盤の教育プログラム、そして修復的司法の三本である。

島根あさひセンターにおける薬物関係受刑者は、他の刑務所同様三割程度であり、また特に薬物関係受刑者のみを分離して収容・処遇しているわけではないが、薬物依存者の回復に大きな成果をあげている米国式の治療共同体アプローチを全体に採用し、特にTCユニットと呼ばれる寮では、週のうち約半分の時間を教育プログラムにあて、米国のTTCであるアミティのワークブックを使って治療共同体による教育プログラムを実施している。薬物依存者を含む受刑者たちの再犯防止のためのプログラムについて、TCユニットを中心に紹介する。なお、島根あさひセンターでは、治療ではないことを明確にさせるため、「治療共同体」という定訳ではなく、「回復共同体」という言葉を使っている。

刑務所では、入所時調査と出所時調整を行う「分類」、教育を担当する「教育」が分かれているが、島根あさひセンターでは、アセスメントと治療教育プログラム、および釈放時の調整を一貫して行うことが、再犯率低下のための働きかけには重要であるという考えから、社会復帰促進部として分類と教育とを一体化させ、社会復帰支援員と呼ばれる二〇人の臨床心理士あるいはソーシャルワーカー等が入所時調査、教育プログラムの実施、釈放のためのケースワークを実施している。二〇〇〇人の定員に対し、二〇名の専門スタッフは少ないが、従前の刑務所に比較するとかなり充実していると言えよう。

島根あさひセンターの教育プログラムと回復共同体による回復への働きかけ

(1) 島根あさひセンターの教育プログラム

島根あさひセンターでは、入所時から釈放前までを五期に分けている。まず、入所者は、三週間の入所時調査期間中に、施設生活へのオリエンテーションの講義と並行して、全員「変化への扉」と呼ばれる新入時教育を受講する。一回九〇分のグループで、アミティのワークブックThresholds of Change（「変化への扉」）第一巻を翻訳し、日本文化や島根あさひセンターに合わせて修正したテキストを使用している。

I期教育の主眼は、①アミティを始めとする「回復共同体」を紹介し、単に刑期を過ごすのではなく、受刑を変化と成長の主体的機会として活かすよう動機づける、②グループで、人の話を聞き、自分の言葉で話し、学習することを体験することにある。「変化への扉」は映像やゲームが多用され、また元受刑者の視点から回復への道筋と希望を感じさせる内容となっているため、日本の受刑者にとっても魅力的であるが、反面、「正しい答え」は示さず、寓話など多義的な意味をもつため「難しい」という反応もよくある。特に開所前は、日本の受刑者には合わない、難しすぎるという意見が法務省側から多数出たが、この、答えがはっきりしない、自分でいろいろ考えざるをえない、という点が矛盾や葛藤を内面に保持し、課題に主体的に取り組んでいくうえで不可欠と考えている。

訓練生（受刑者）の反応としては、これまでのところ、約三分の一がワークブックとTCアプローチを非常に気に入り、約三分の一がOK、残り三分の一がとてもいやがるといった印象である。とはいうものの、スタッフとしては、この三週間のプログラムは、Ⅱ期以降の教育プログラムと改善更生に向けての施設文化形成の基盤になっていると感じている。

Ⅰ期教育終了時に、訓練生は、自ら出席する会議を経て、各訓練室とそれに付随するユニットに配属される。Ⅱ～Ⅳ期の中間期にある訓練生が生活するユニットは、各定員おおむね六〇名で三〇程度あるが、そのうちの一つがTCユニットである。TCユニットと知的・身体的障害を有する訓練生たちの特化ユニットを除く一般ユニットの訓練生たちは、Ⅱ期では「確かな一歩」と呼ばれる九〇分一〇回の教育プログラムを受講する。テキストは島根あさひセンターで作成したものを使用しているが、内容としては、Ⅲ期で本格的に学習する認知行動療法の考え方の基本と、被害者のことを知るための学習を含む修復的司法の考え方を学ぶ。

⑵　回復共同体における教育プログラム

TCユニットの入寮基準は、①入寮を希望している、②残刑期が六ヵ月以上ある、③知的障害を含む主要な精神障害がない、④薬物依存を始めとして嗜癖問題をもつ者を優先する、の四つである。TCユニットに入った者は、原則出所までそこで生活をする。TCユニットは、一般ユニットに遅れて二〇〇九年二月にスタートし、三ヵ月ごとに入寮者を募り、約一年間を経過して、ほぼ定員に達した。各三〇名弱の二グループに分け、午前と午後に分かれて教育プログラムを受講している。臨床心理士である社会復帰支援員二名が担当している。
中心となるのは、Thresholds of Change（「変化への扉」）第二巻、第三巻を使用するグループによる教育である。ここでは、回復共同体の基本的前提、自身の過去を振り返り、グループに開示して感情を再体験し、新たなストーリーと統合性を構築して、人としての成長と発展を求めていく。また、それは同時に自身の加害と被害を振り返ることでもあり、被害者の視点をとることにもなる。グループメンバーたちは、映像や物語、話し合いを通して体験を深め、それを自分の言葉にしつつ学んでいけるように見える。またアミティのカリキュラム以外にも、週一回の九〇分のユニット・ミーティング（UM）や隔日の三〇分の夕方のUMなどでは、必要に応じてさまざまな教育や話し合いやレクリエーション活動を実施している。

　回復共同体で大切なのは、ワークブックによる学習のみではない。むしろ、メンバーが成長と学習に向けて互いに学び合い、支え合う共同体をいかにユニット内に作り、維持できるかということが鍵になる。そのためには、下手をすると暴力的・威圧的な者が支配したり、あるいはよくてお互いに無関心で自分のことだけ考えるということになりがちな刑務所文化に対抗する回復共同体の文化と価値を作り、維持していくことが不可欠になる。回復共同体では、メンバー一人ひとりの感情と思考、体験を大切にするが、そこには回復を助ける共同体を維持する行動のみ許されるという明確な限界設定がある。このことはＡＡの12の伝統の伝統１「優先されなければならないのは、全体の福利である。個人の回復はＡＡの一体性にかかっている」[1]と通じるものがある。責任ある社会生活を送ることはユニットでの責任ある行動から始まる。ただし、規律違反や無責任な行動が生じた場合、処罰だけで対応するのではなく、むしろそれを変化のよい機会ととらえて、個別の面接やグループでの話し合いを重ねることが重要である。規律違反行動への対応が従来の刑務所と回復共同体とではかなり異なるが、回復への新たな方法を実りあるものとするためには、その点の調整と新たな対応とが不可欠であろう。

もう一つ鍵となるのは、役割活動である。回復共同体では、入寮して最初の三ヵ月間は、ユニットに慣れることと自身の学習に専念してよい。次の三ヵ月になると、新しく入寮した訓練生をガイドする役割を担う。次の三ヵ月には、寮の生活を管理するさまざまな役割を果たす。在寮九ヵ月を超えた訓練生たちは、最も責任が重く、順転でワークブックの内容を他のメンバーに教えたり、ユニットが回復を助ける共同体であり続けることに責任を負う。能力の有無ではなく、特別の事情がない限り、長く滞在するにつれて、全員がより重い責任を果たしていくことが求められる。生活の中で、さまざまな責任や役割を果たしていくこと自体が回復の手立てとなるという考えからである。これは、AAの伝統2「(前略)私たちのリーダーは奉仕を任されたしもべであって、支配はしない[1]」に共通するように思われる。TTCもAAも長い経験から抽出した知恵を数多く有しているので、それらの伝統から学ぶことは重要である。男性受刑者たちは、優劣にこだわり、教えることや役割につくことを自身の優位性の証明や支配に結びつける傾向があるように思えることからも、全員が順転で役割を果たすことは大切であると考えている。

TCユニットで最低六ヵ月を経過すると、TCユニットに在寮のまま、各訓練生の必要性に応じて、一般受刑者と一緒になる、認知行動療法を基盤とする問題対応型の教育プログラムを受講しに教室や集団処遇室に通うことになる。その中の一つが、薬物依存離脱指導であり、週一回九〇分で一〇名程度の小グループで実施される。テキストは島根あさひセンターで作成したものを使用しているが、精神科病院で実施されているＳＭＡＲＰＰ（Serigaya Methamphetamine Relapse Prevention Program：せりがや覚せい剤依存再発防止プログラム）のテキストを参考としており、大差ないので詳細は略す。地域のダルクから回復者にもグループに参加してもらっている。

Ⅲ期で最低一つの改善指導受講後、刑期に応じて可能であれば、Ⅳ期のプログラムを受講する。Ⅳ期は、Ⅲ期の教育内容を基盤として、行動変化の維持を目標として、一〇名程度の小グループで実施される。釈放前になると訓練生たちは、釈放前寮に移り、施設外での作業や釈放前のまとめの教育を二週間受講して出所する。

今後の課題――施設内処遇から社会内処遇へ

薬物による身体的・精神的障害については医療を必要とする。薬物依存という問題行動をとりあえず抑え込むには、認知行動療法が有効である。認知行動療法のよくできたプログラムを使えば、六ヵ月から一年間くらいで、一定の成果をあげることが可能である。とはいえ、大きな課題はそこから先である。問題となる行動をいったん止めることに成功したとして、薬物のない生をどのように充実させていけるかということが、実は最大のポイントとなる。薬物依存でも、嗜癖的性暴力行動でも、再発を防止するとともに、よりよい生活を送る力を回復あるいは発達させることが重要な課題となる。島根あさひセンターの教育プログラムは、薬物依存という特定の行動にのみ焦点化するのではなく、そうした問題を抱えたその人全体の回復と情緒的・社会的発達を志向している。

この試みはまだ始まったばかりであり、その成否は今後の展開と処遇効果評価を待たなければならないが、喫緊の課題としては、①訓練生内に回復共同体の文化を根づかせ、回復のモデルとなる訓練生を育成していくこと、②職員集団に再犯防止と人々の回復を目指す新たな文化を作っていくこと、③施設内のプログラムのアフターケアを実施する社会内のシステムを作っていくことがあげられる。

〔文　献〕

（１）ＡＡ日本出版局訳編『絵で見る12の伝統』ＡＡ日本ゼネラルサービスオフィス、二〇〇八年
（２）Arbiter, N, Mendez, F.: *Thresholds of change. Vol.1.* Extensions, 2004.
（３）De Leon, G.: *The therapeutic community: theory, model, and method.* Springer, 2000.
（４）ウィリアム・Ｂ・オブライアン、エリス・ヘニカン（吉田暁子訳）『薬物依存からの脱出—治療共同体デイトップは挑戦する』日本評論社、二〇〇八年
（５）Yablonsky, L.: *The therapeutic community: a successful approach for treating substance abusers.* Gardner Press, 1994.

14

トラウマティック・ストレスからみた犯罪行動

——その理解と治療教育

はじめに

あまり知られてはいないものの、精神障害は認められないとして一般の刑務所に受刑している者のうちにも、いわゆるトラウマ体験をしていて、直接症状が犯行の原因となっているわけではないが、結果として犯罪につながっているように思える者は珍しくはない。限られたデータではあるが、本章で後述する「治療共同体」ユニット（寮）で生活する受刑者のうち三分の一近くが、ＩＥＳＲ(Impact of Event Scale Revised) が二五点以上のＰＴＳＤ症状を自己申告していた。[2] 彼らは、両親との早期の離別、家庭内の不和・葛藤、虐待・いじめ・犯罪などの被害、事故や災害といった体験から適応上の困難や障害を抱えている。彼らは精神科に受診するよりは、犯罪行動を行って受刑している。

しかし、過覚醒、侵入、麻痺などの自覚症状のある受刑者に対して、規律と作業中心の刑務所の処遇は再犯罪防止には結びつきにくいし、近年刑務所内で実施されるようになってきた認知行動療法基盤のプログラムでさえ大きな限界が生じる。医療と司法のすきまに落ちた彼らをどう理解し、再犯防止のための介入を行うのか？　彼らが、直接の被害者のみならず、自身の家族にも悪影響を及ぼすことを鑑みると、また彼らが逆に社会を支える一員となりうることを考えれば、それは重要な社会的課題である。

ストレスと犯罪行動の関係について

(1) トラウマと犯罪・非行

既述のようにＰＴＳＤの症状を申告する受刑者もいるが、ＰＴＳＤで受刑者の被害体験と加害行動を説明することは難しい。彼らがひどいショックを受けた出来事としてあげるのは、「親の離婚」「父親から母親へのＤＶの目撃」「家族成員の自殺」「幼少期に親と離れて暮らした」「親の依存症」「住んでいた家を手放さざるをえなかった」などの不安定な生育・生活状況であり、あるいは「学校でのいじめ」「出身地や国籍等による差別」など一般社会から排除された経験であり、さらには「暴力など自分が家族にかけた多大な迷惑」といった体験である。こうした体験は、幼少期には、「生死に関わる出来事」と考えうるが、これらはいわゆる「複雑性トラウマ」と呼ぶべき体験であって、ＰＴＳＤとの関連で言及されることの多い、自然災害や犯罪被害などの単回性トラウマは語られない。複雑性トラウマを扱う必要がある。ただし、成人では、過去のトラウマと現在の犯罪行動との関係性は、直接的には見えにくい。

子どもや少年少女の非行の場合、虐待などの複雑性トラウマの影響によって情緒性・社会性の発達が阻害され、結果として非行を行ったという筋は見える気はするし、児童自立支援施設や少年院に入院している子どもたちには、複雑性トラウマ体験が多い。トラウマの長期的影響として、汎化した過覚醒と覚醒調整困難（自他への攻撃性、性衝動調節不全、愛着不全）、刺激の弁別における神経生理学的過程の変化（注意集中の困難、解離、身体化）、トラウマ関連刺激への恐怖反応、人生の意義の破壊（信頼、希望、力の感覚の喪失、体験を通して考えることができなくなること）、社会的回避（重要な愛着の喪失）があげられるが[6]、こうした特徴が非行に結びついているように思えることも多い。とはいうものの、例えば性問題行動のある子どもたちには、前記のような特徴がみられたとしても、いわゆるトラウマ体験は認められないことも多い。ただし、両親が不和であったり、父親の機能が弱いなど、関係性における機能不全がみられることは多い。関係性の機能不全がみられない場合は、子ども自身の衝動統制力の不全や発達障害などの課題が大きいように思える。

つまり、トラウマティック・ストレスが、非行・犯罪に関わる場合もあるが、過半数は、そうしたトラウマではなく、日常生活のストレス、ほとんどの人が成長の糧にするようなストレス体験が積み重なって、反応の一つとして非行・犯罪行動が表れているとみなしたほうがよいようにも思える。ストレス状況を乗り越えるには、持てる力を十分に発揮できるような安心な関係性が基盤となるのであろうが、犯罪をする人たちには、そうした守りが乏しいという印象がある。非行・犯罪に関係するのは、「身体の保全に迫る危険により、強い恐怖、無力感、戦慄」にさらされるトラウマ性ストレス、すなわち「死の恐怖」というより、日常の暮らしにおける対人関係の中で安心・安全がないという状態であり、持てる力を発現させることが難しい状態が深く関係しているのではないかと仮説を立てている。

(2) トラウマ性ストレスとストレス

トラウマ性ストレスとストレスとは、異なる分野からその研究が発展してきた。この二つを結びつける知見は見出されていないが、ストレスフルな出来事とトラウマ性の出来事の区別にも成功していない[9]。強度と頻度、生じうる結果に違いはあるが、トラウマ性ストレスもストレスも、ストレッサーが、中枢神経系を介して、身体上・心理上・行動上のストレス反応として表れるという基本は共通している。非行・犯罪行動に関しては、トラウマ性ストレスとの関係の前に、心理・行動上のストレス反応の一つとして、どのように、なぜ発現するのかを考察することが喫緊の課題であると考えている。

熊野[7]によれば、身体的ストレッサーと心理的ストレッサーとでは脳内の伝達経路が異なる。すなわち、「身体的ストレッサーは、高次の中枢を介することなく直接視床下部に信号が送られてストレス反応が起こるのに対し、心理的ストレッサーでは、主に高次脳機能によって、自らに負担がかかっていることを認識し、その信号が視床下部に伝達されていく」。また「積極的な対処を必要とする頑張る系のストレスは身体面のストレス反応が強くなり、回避的な対処をとらざるをえない我慢する系のストレスでは心理面のストレスが強くなる」「頑張る系のストレスは情動の機能を低下させるのに対し、我慢する系のストレスは認知の働きを低下させるが、両方とも認知と情動の橋渡し機能が低下する」とある。

非行・犯罪に関わるストレスは、身体的虐待などの身体的ストレスを伴うとしても、基本的には日常生活における対人関係など状況そのものによるもので、積極的に対処すれば何とかなるというよりは、回避的な対処で我慢するしかない心理的ストレスが鍵となるように思う。そして、長く続き、終わりが見えないそうした状況は、認知および認知と情動の橋渡し機能を低下させる。自らに負担がかかっていることを認識せず、非適応的で、現実とは異なる、自己や関係に関わる認知を形成するに至る。そうした心理的ストレスに常にさらされている状態は、意欲や感情・衝動を認知によって統制する能力の育成も阻害する。トラウマティックにせよそうでないにせよ、ストレスは、特に心理面での核となる「自分」の発達と、それを支える「関係性」を介して、大きな影響を与えているのではあるまいか。このように考えるに至ったのは、犯罪原因を考えるというより犯罪行動の変化をもたらす治療共同体の実践からである。

犯罪行動に対する効果的な介入とは——治療共同体の仕組みから

(1) 再犯率を低下させる介入とは——認知行動療法と治療共同体

再犯予防に効果が認められているプログラムとして、薬物事犯者に対する治療共同体と性犯罪者や犯罪者全般に対する認知行動療法がある。[1][10] 日本の刑務所および保護観察所でも、認知行動療法を用いた再犯防止プログラムが実施されるようになっており、一定の再犯率低下効果も示されているが[4][5]、刑務所内で治療共同体を実施しているのは、現在のところ、官民協働刑務所である島根あさひ社会復帰促進センター内の「回復共同体」と呼ばれる、定員六〇名の一ヵ寮のみである。厳密な効果評価は未実施であるが、再入率は三％と、同じ施設の全体の再入率一〇％と比べて有意に低くなっている[11]。開庁後五年間を経て、覚せい剤事犯者に限らず、受講を希望する、特別な処遇を必要とする精神障害の認められない、残刑期一年以上の者が、生活と作業をともにして、治療共同体を基盤に、認知行動療法を加えた教育プログラムを受講している。

再犯防止のための認知行動療法の基本は、①反社会的行動を支えている反社会的認知に気づき、それを修正することによって感情や行動を修正すること、②自身の犯行に至る「出来事―認知―感情―行動」のパターンを知り、それらのパターンに気づき、また犯行パターンの背景にある日常生活での無責任な行動パターンを知ることである。この方法は、それらのパターンに陥らないための、自分で実行できる介入プランを作成して、実行することにある。この方法は、起きた出来事や自身の感情にありのままに目を向けることができ、それを正直に表現することができる、ある程度の認知機能を有し、他との信頼関係を作れる場合、有効である。

ところが、長期間心理的ストレスにさらされて、安心感をもてない場合、現実的に認識する力が不十分な場合、問題解決能力を十分に身につけられていない場合、そのまますんなりと実行できるというわけでは、残念ながらない。そして、犯罪が原因で施設入所を与儀なくされる場合、そうしたことは少なくない。また、特に施設内での認知行動療法は、やり方によっては知的な理解に留まるという限界もあるように思える。無論、認知行動療法も、いかに治療者との、あるいはグループメンバーとの信頼関係を作るかに肝があるのであろうが、その点に関して直接語られていることは少ない。

「治療共同体」でも、いかに信頼関係を築くかといったことが言葉で明示されているわけではない。「治療共同体」は、薬物依存症の当事者たちが開発したプログラムであり、再犯率低下に効果があると認められながらも、体験的に「どのように」信頼関係を作り、何を学ぶかということを中心として伝承されてきており、あるやり方が「なぜ」使われるのか、「なぜ」効果があるのかといった理論的仕組みについては、ほとんど言及されてこなかった。何が「治療共同体」であるのか、あるプログラムをそう呼んでよいのかどうかということへの疑念さえ残ることがある。ただ、効果がある方法から逆に、犯罪行動はどのような仕組みで生じているのかを理解する一端が得られるような気もする。本章では、「なぜ」効果があるのか、つまりは何が犯罪と関わっているのかに焦点をあてて考察する。再犯率を低下させる効果の仕組みが解明されれば、何が治療共同体の必須要素であるのか、どのように治療共同体を作り、維持するのがよいのかも明確になっていくであろう。なお、具体的な「どのように」については『非行・犯罪心理臨床におけるグループの活用[2]』を参照されたい。

(2) 治療共同体が再犯を防止する「仕組み」とは?

トラウマティック・ストレスや終わりの見えない心理的ストレスの高い状態は、人間の存在そのものを脅かす。精神症状のみならず、生きること・死ぬことの意味や、自他への信頼、価値観などを揺らがせる。その結果、人間関係や社会生活までもが変容する可能性がある。したがって、回復のためには、精神症状に対する医療（生理）のみならず、環境と関わる主体である自己の認知と対処技能

（心理）を強化し、そしてこれまでとは異なる関係性を築き、維持していく（社会）という三つの側面からの治療・教育・支援が必要となる。治療共同体は、共同体というグループの中で、自己を育てることが基盤になる。自己を育てる環境には以下のような条件が不可欠である。

①共感的尊重に基づくグループを作る

人が集まると、心理的ストレスがかかる状態にもなりやすい。特に家庭や学校、職場などの集団場面で緊張や葛藤を体験してきた人たちにとって、あるいは支配的関係の中で生きてきた人にとって、やるかやられるか、受け入れられるかはじかれるかということは最大の関心となる。

放っておくと、グループによって育てられるどころか、喧嘩や弱い者いじめ、あるいは何らかの秩序をつけようとして、力による支配関係が容易に生じ、かえって悪影響がある。それを防ぐために、刑務所などでは、受刑者同士の関わりを最小限にとどめ、職員を支配の頂上に置いて他の受刑者たちを平等の位置に置こうとする。しかし、そのような緊張の高い、あるいは強権的集団での暮らしは、それまでの経験を強化するのみである。

例えば、刑務所内の認知行動療法に基づく教育グループで、リーダーである職員二名の間で葛藤があったり、メンバー間での主導権争いが生じたりすると、何をどのように学習させようとしようとも、何も学ぶことはできない。一人ひとりのメンバーが、「否定的情動に向き合い、きちんと考え、人とつながり、対処行動をとる」という「人間力」を体得するには、まず障害となる過度の心理的ストレスのかからない、安心な関係を築き、のびのび暮らせることが必須なのである。

そうした集団を作るのは、実はそれほど困難なことではない。個々の家庭では、まず衣食住を安定させることが困難な場合さえあろうが、治療共同体を運営する場合、そこは保証されているはずである。そのうえで、(a)肯定的な感情、関係性を強化する仕組みを作り、日々行う。核となるメンバーたちが、互いの努力を認め合い、支え合い、共感し、尊重する言動を示すと、後から加わるメンバーたちもほとんどの場合、それに倣っていく。安心が安心を呼んでいく。折に触れて、楽しい経験をする機会を作る。刑務所内では限られてくるが、ゲストスピーカーの話、絵を描いたり、詩を創ったり、ちょっとしたゲームをしたり。社会内であれば、野外活動や音楽活動、スポーツなどもできる。肯定的な感情体験を増やしていくことが、新たな学びを促進する。(b)ただし、グループの安心感を覆すような言動は、迅速に断固として制限する。共同体が成熟してくれば、葛藤の初期のうちにメンバー同士で話し合いなどの対応策がとられるようになるが、役割や責任のある人々が毅然として対応しなければならないこともある。

物理的、心理的に安心できる集団の中で暮らすことによって初めて、警戒心や不信感、対人緊張感など外に向けていたエネルギーを自己の内面に向けることが可能になる。

②正直な開示と積極的な情動表現を促進する

多様で安心できる人間関係の中に身を置いて行うことは、何より「正直に明かす」ことである。一人ひとりの過去の体験やそれにまつわる気持ちや考えは本人にしかわからない。そうした一人ひとりの体験が何より重要で、聞きたい、聞いてみなければわからない。とはいえ、聞いていると、自分も似たような体験をしたと思うこともしばしばある。自分だけだと思っていたのに、他の正直な開示を聞いていると、心の中に「忘れていた」さまざまな記憶がよみがえってくる。それらは、いわゆるつらい体験に関わるエピソード記憶、感情記憶であることも多い。聞くことは、効くのである。そして、思い出したことを自分も話す。何度も話す。それがつらい記憶を手放すことにつながっていく。自分が話すことが他の人の役にも立つ。一人ひとりのメンバーが、共感と共同体を強め、支えているという実感につながる。

共通の体験をしている人たちの中で、正直に話していると、自然とそのときの感情をありのままに思い出し、怒りが湧いてきたり、泣けてきたりする。ちょっと恥ずかしいが、当時体験したのとは異なる対応を周囲の人々から受ける。共感され、慰められ、あるいは出来事に関する別の解釈や対応があることを知る。それは、これまで避けてきたものと接し、当時とは異なる体験をするというトラウマの曝露療法と似た過程であるように思う。

グリーンバーグら(3)は、機能不全の感情スキームが変化しないのは、(a)自動的に情報を拾い上げる選択的注意、(b)拾い上げた情報を今の構造に同化させるために歪める、(c)抽象的概念的処理に頼って、その瞬間の体験に触れないことによって、新たな情報に接しない、(d)スキームに支配された感情反応が新たな情報の処理を妨害するからである、としている。感情スキームを変化させるには、(a)共感的尊重によって対人的不安を下げ、内的体験により注意を向け、処理する容量を広げる、(b)注意の焦点を体験の実際の特徴に向ける、(c)感情記憶とエピソード記憶を喚起する、(d)避けてきたものと直接接触するよう励ます、(e)積極的に感情を表現し、新たな体験を作り出す、(f)「今、ここで」の対人的相互作用において、中核的自己を構成する、新たな対人的体験がなされることが必要であるとされる。治療共同体で起きているのは、まさにこうしたことである。

ストレスを管理するには、「刺激」「認知過程」「対処技法」「ストレス反応」の四つの変数への介入がありうるが[7]、そのうち刺激を低減するという環境への介入が難しい状況では、認知を変え、対処技法を身につけ、ストレス反応に対して緩和することが考えられる。いわば、リラックスして力を発揮できるような状態にし、現実的・適応的に考える訓練を行い、課題や状況を避けずに取り組み、異なる生活状況を求める、といったことである。島根あさひ社会復帰促進センターの「回復共同体」では、米国の治療共同体「アミティ」のワークブックで学び、治療共同体としての基盤を作り、そのうえで、認知行動療法に基づく認知過程と対処技法に関する学習を行う。また、リラクゼーションやグラウンディングなど、ストレス反応への対処スキルも学習する。半年間学ぶと、次の半年間は、同じカリキュラムを教える側になる。その結果、彼らは、マルナ[8]が言う、犯罪から離脱した人のナラティブの特徴、すなわち(a)「本当の私」を知っているという感覚（中核的な自己の形成）、(b)自分の運命を自分で支配できるという楽観的な認識、(c)生産的でありたい、とりわけ次の世代にお返ししたいという気持ちをもつようになると考えている。

治療共同体は、安心できる日常生活と関係性を作り、その中で過去のストレスフルな体験を直視し、別の視点や対処法を獲得し、新たな関わりを体験していくことができるのである。症状だけではなく、心理的・社会的なアプローチを伴っていることが、生き方を変容させることにつながると考えている。

〔文　献〕

（1）Aos, S., Miller, M., Drake, E.K.: Evidence-Based Adult Corrections Programs: What Works and What Does

Not. Washington State Institute for Public Policy, 2006.（http://www.wsipp.wa.gov/rptfiles/06-01-1201.pdf）
（2）藤岡淳子『非行・犯罪心理臨床におけるグループの活用—治療教育の実践』誠信書房、二〇一四年
（3）Greenberg, L.S., Rice, L.N., Elliott, R.: *Facilitating emotional change: the moment-by-moment process.* Guilford Press, 1993.（岩壁茂訳『感情に働きかける面接技法—心理療法の統合的アプローチ』誠信書房、二〇〇六年）
（4）法務省矯正局「刑事施設における性犯罪者処遇プログラム受講者の再犯等に関する分析　研究報告書」二〇一二年（http://www.moj.go.jp/kyousei1/kyousei05_00009.html）
（5）法務省保護局「保護観察所における性犯罪者処遇プログラム受講者の再犯等に関する分析」二〇一二年（http://www.moj.go.jp/content/000105239.pdf）
（6）ベセル・A・ヴァン・デア・コルク（中島聡美訳）「トラウマへの適応の複雑さ、自己制御、刺激の弁別、および人格発達」ベセル・A・ヴァン・デア・コルク、アレキサンダー・C・マクファーレン、ラース・ウェイゼス編（西澤哲監訳）『トラウマティック・ストレス—PTSDおよびトラウマ反応の臨床と研究のすべて』二〇三—二四二頁、誠信書房、二〇〇一年
（7）熊野宏昭『ストレスに負けない生活（電子版）』筑摩書房、二〇一四年
（8）Maruna, S.: *Making good: how ex-convicts reform and rebuild their lives.* American Psychological Association, 2011.（津富宏、河野荘子監訳『犯罪からの離脱と「人生のやり直し」—元犯罪者のナラティヴから学ぶ』明石書店、二〇一三年）
（9）シャーレフ・A・Y（藤岡淳子訳）「ストレス対トラウマ性ストレス」ベセル・A・ヴァン・デア・コルク、アレキサンダー・C・マクファーレン、ラース・ウェイゼス編（西澤哲監訳）『トラウマティック・ストレス—PTSDおよびトラウマ反応の臨床と研究のすべて』一〇三—一三〇頁、誠信書房、二〇〇一年
（10）Sherman, L.W., Farrington, D.P., Welsh, B.C. et al.: *Evidence-based crime prevention.* Routledge, 2002.（津

富宏、小林寿一監訳『エビデンスに基づく犯罪予防』社会安全研究財団、二〇〇八年）
（11）島根あさひ社会復帰促進センター「開所5周年記念フォーラム報告書」二〇一四年

おわりに

「論文集を出しませんか？」と提案いただいたときにまず思い浮かんだのは、「私、まだ生きてるし……」だった。とはいえ、そういうシリーズがあるそうで、他の方の「論文集」を見せていただくと、まだ若い方々で、であれば、ちょうど還暦を迎えた身としては、来し方を振り返り、行く末を思うのもよい、そうした話をいただくのはありがたいことだと思い直した。

依頼を受けるままにあちこちに雑文を書き散らし、どこに何を書いたのか定かではないままに、編集者の植松由記さんがまとめてくれたのを見ると、少年の性非行と非行、成人の性犯罪と犯罪、という構成で、何やらまとまりのある、立派な感じになっている。読んでみると「なかなかいいことを言っている」。まあ、自分が書いたのだから当たり前だ。

とはいえ、二〇〇二年に大学に移って以降の十数年間を振り返るにもよい機会を頂戴した。存外、軸はぶれていないなという感じがする。発達と状況的要因、被害・加害といった関係性から非行・犯罪行動を理解すること、人々とのつながりによる自己の成長を通して一人ひとりが持てる力を発揮できるコミュニティ作りに貢献すること、くらいであろうか。

決められた矯正の枠組み内での一公務員としての実践から離れ、非行・犯罪臨床に関わる多様な場面での実践を、仲間たちとともに試みることができたことは喜びである。うまくいった試みもあれば、そうでもないものもある。二〇一六年には、ほとんどの実践から直接的関わりを離れ、間接的関わりとなっている。

二〇一七年は、唯一残っている「もふもふネット」での臨床と、新たな仲間たちとの「多様化する嗜癖・嗜虐行動からの回復支援ネットワークの構築」に向けて舵を切っていくことになるだろう。実は、自分では、何だか少し、今までとは違う地平が見えてきたような気がしている。「カーブを曲がりつつある感じ」がするのである。それが単なる「気のせい」か、現実となるかは、一〇年たてば見えてくるだろう。

本書を多くの実践の一つの例として、非行・犯罪臨床に関わる人たち、関わろうとする若者たち、そして社会から暴力をなくそうとしているより多くの方々に読んでいただければ望外の喜びである。

最後になるが、いろいろと教えてくれた当事者およびそのご家族のみなさん、一緒に仕事をしてくれた仲間たち、諸先輩方、そして本企画を勧めてくださった日本評論社の植松由記さんに、心から感謝する。

二〇一七年一月二日

藤岡淳子

●初出一覧

第1部

1 「あの子の身体を触りたい、あの子の裸をのぞきたい」
『中高生のためのメンタル系サバイバルガイド（こころの科学 Special Issue）』二八―三二頁、二〇一二年

2 「『性非行』に対応する大人たちに知っておいてほしいこと」
『教育と医学』七二二号（特集2 思春期の性を取り巻く諸問題）、七〇〇―七〇六頁、二〇一三年

3 「教育講演 性問題行動および性非行の理解と治療教育」
『児童青年精神医学とその近接領域』五五巻（第五四回日本児童青年精神医学会総会特集(1)スローガン さがしもとめるかたち―過去・現在・未来をみつめて）、二五〇―二五五頁、二〇一四年

第2部

4 「子どもを犯罪の被害者にも加害者にもしないために―非行少年の回復の現場から見えてきたこと」
『大阪の子どもたち（特集 子どもたちの進路展望(2)）』五三―七〇頁、二〇〇六年

5　「少年犯罪、その鏡に映るいくつものこと」『樹が陣営』三一号（第二章 精神医学と心理学から考える）、七一―八九頁、二〇〇六年

6　「愛着・暴力・セクシュアリティ」『飢餓陣営』四二号（特集 子ども臨床のリアル）、一一二―一二二頁、二〇一五年

7　「児童自立支援施設について思うこと―心理教育プログラムの導入を通して体験したことから」『非行問題』二二〇号、四―二八頁、二〇一四年

第3部

8　「性犯罪とうそ」『こころの科学』一五六号（特別企画 うその心理学）、七〇―七四頁、二〇一一年

9　「性暴力行動の評価と介入」『精神科治療学』二七巻（特集 衝動制御の障害の鑑別と治療）、七五一―七五六頁、二〇一二年

第4部

10　「組み立てる＝アセスメントからケースフォーミュレーション」『カウンセリングテクニック入門（臨床心理学 増刊七号）』四三―四七頁、二〇一五年

11　「犯罪者はどんな人たちか？」『こころの科学』一八八号（特別企画 犯罪の心理）、一二―一七頁、二〇一六年

12 「加害行動変化のための治療教育」
『トラウマティック・ストレス』八巻、一五八―一六四頁、二〇一〇年
13 「治療共同体による薬物依存離脱プログラム―官民協働刑務所島根あさひ社会復帰促進センターの試み」
『こころのりんしょう à・la・carte』二九巻（特集 第二部 薬物依存の現在）、九七―一〇一頁、二〇一〇年（毛利真弓と共著）
14 「トラウマティック・ストレスから見た犯罪行動―その理解と治療教育」
『精神科治療学』二九巻（特集 トラウマという視点から見た精神科臨床）、六一五―六二〇頁、二〇一四年

藤岡淳子（ふじおか・じゅんこ）

大阪大学大学院人間科学研究科教授、臨床心理士、博士（人間科学）。
上智大学文学部卒業、同大学大学院博士前期課程修了、法務省矯正局、
刑務所、少年鑑別所、少年院などを経て現職。
主著『非行少年の加害と被害』（誠信書房、2001）、『性暴力の理解と
治療教育』（誠信書房、2006）ほか多数。

●こころの科学叢書

非行《ひこう》・犯罪《はんざい》の心理《しんり》臨床《りんしょう》

2017年3月10日　第1版第1刷発行

著　者――藤岡淳子
発行者――串崎　浩
発行所――株式会社 日本評論社
〒170-8474 東京都豊島区南大塚3-12-4
電話 03-3987-8621（販売）-8598（編集）振替 00100-3-16
印刷所――港北出版印刷株式会社
製本所――井上製本所
装　幀――駒井佑二
検印省略
© Junko Fujioka 2017
ISBN978-4-535-80439-5　Printed in Japan

JCOPY ＜(社)出版者著作権管理機構 委託出版物＞
本書の無断複写は著作権法上での例外を除き禁じられています。複写される場合は、そのつど事前に、(社)出版者著作権管理機構（電話03-3513-6969、FAX03-3513-6979、e-mail: info@jcopy.or.jp）の許諾を得てください。
また、本書を代行業者等の第三者に依頼してスキャニング等の行為によりデジタル化することは、個人の家庭内の利用であっても、一切認められておりません。

こころの科学叢書

非行と広汎性発達障害
藤川洋子［著］
日本で初めて非行と発達障害の関係について言及した記念碑的論文をはじめ、発達障害理解に欠かせない必読論文を集めた珠玉の論集。　◆本体1,700円＋税

児童養護施設の心理臨床　「虐待」のその後を生きる
内海新祐［著］
家庭で暮らせないという過酷な過去をもつ子どもたちに、心理職は何ができるのか。日々の丁寧な積み重ねから見えてくることとは。　◆本体2,000円＋税

発達支援のむこうとこちら
田中康雄［著］
発達障害のある子とその家族をいかに支援すればよいのだろうか。「生活障害」をキーワードに、発達障害援助の基本を問い直す。　◆本体1,900円＋税

子と親の臨床　そだちの臨床2
杉山登志郎［著］
難治性の子とその親の臨床を積み重ね、子ども虐待の世代間連鎖など、発達障害とトラウマの複雑な関係を読み解く。　◆本体2,000円＋税

子どものそだちとその臨床
滝川一廣［著］
著者が2003-2013年に書き記した精神発達論、発達障害論、治療論など全14論文を収載。「そだち」と「おくれ」の見方・考え方の明日をひらく。　◆本体2,000円＋税

プレイセラピーへの手びき　関係の綾をどう読みとるか
田中千穂子［著］
ただ遊んでいればよくなる、という誤解をやさしく解きほぐし、実際のセラピーを実況中継さながらに懇切丁寧に解説。　◆本体1,700円＋税

日本の医者
中井久夫［著］　◆本体2,000円＋税
若き日の中井久夫が、筆名（楡林達夫）で書き下ろした『日本の医者』「抵抗的医師とは何か」『病気と人間』の三作を完全復刻。日本医学界への真摯な問題提起の書。

日本評論社
https://www.nippyo.co.jp/